60歳を過ぎても血管年齢30歳の名医が教える「100年心臓」のつくり方

耐用百年好心臟

名醫教您逆轉高血壓、心血管疾病的健康生活

年過60、血管年齡30歲名醫
池谷敏郎——著

林慧雯——譯

推薦序

透過日常小細節預防心臟疾病

心臟外科醫師／富足診所院長／暢銷書作者
楊智鈞（俠醫）

閱讀池谷敏郎醫師的《耐用百年好心臟》，讓我立刻產生非常強烈的共鳴感。

作為心臟外科醫師，人稱「俠醫」的我，向來對心臟健康議題有著濃厚的使命感。過去我出版《50道心臟密碼》，試圖將艱澀的心臟疾病知識轉化為易懂的密碼，希望人人都能透過破解這些密碼，及早避開心血管疾病的陷阱。而池谷醫師的這本《耐用百年好心臟》不只是提出健康概念，更是直接提供清晰明確的操作方式，這一點與我的理念如出一轍。

許多人以為用便宜的沙拉油炒菜無關緊要，但其實橄欖油對健康更加有利。這不禁讓我想起有一次跟太太和岳母去好市多的經驗。當時岳母堅持要買便宜又方便的沙拉油，但我們力薦改成橄欖油。岳母一家過去原本常以沙拉油炒菜，膽固醇數值居然超過兩百，低密度脂蛋白（LDL）更高得嚇人，油品可能是其中一個原因。

許多人以為購買魚油只要注意Omega-3的百分比就足夠，但其實DHA與EPA的比例才是關鍵。身為魚油品牌代言人的我，更能理解其中的重要性，因為DHA與EPA影響的不僅僅是脂肪代謝，更直接關係到心血管的保護。

許多人以為心跳每分鐘70跳左右並不算快，但其實超過70跳以上，死亡率就會明顯上升。池谷醫師引用的這個實證數據，讓我深有感觸，因為我自己的靜止心跳常超過80，動不動就出現莫名的心悸。多年來，我不僅透過藥物調節，更努力學習心理調適，嘗試正念冥想，調整過度興奮的交感神經，甚至運用靜脈雷射療法，這些方法皆使我的生活品質獲得明顯改善。

此外，許多人以為早晨洗澡、泡三溫暖或進行某些運動只是日常小事，但其實這些習慣可能對心臟造成很大的負擔。

從食衣住行育樂，書中詳述了日常方方面面各種習慣的風險，更包含情緒壓力對心血管系統的負面影響，作者把最新的醫學實證，融入每個人的生活指導。我非常認同這種透過日常小細節預防心臟疾病的理念。

如果說我所寫的《50道心臟密碼》是一本解密心臟病的工具書，那麼這本《耐用百年好心臟》絕對是每個家庭的生活守則。它不只是提醒你應該怎麼做，更重要的是告訴你如何不踩雷。從日常生活的點滴做起，逐步打造一顆真正能夠使用百年的健康心臟。

我誠摯推薦這本書給所有關注自身及家人健康的讀者，因為每一個健康選擇，都是對未來的最佳投資。

序言

你曾經思考過「心臟的健康」嗎？

——由「血管醫師」告訴大家如何獲得「能使用100年的心臟」

只要「正確」對待心臟，就能長久維持健康

大家都說現在「**人人都能活上100歲**」。

現今終於來到了每個人都能活得長壽的時代。

儘管很多人都希望自己「可以活得長壽」，但我認為並非只要長壽就好。

「充滿活力地活到老」、「健康長壽」——這才是大家所盼望的吧！

我想，應該不會有人希望自己「即使臥病在床也要活得長壽」、「長年重病纏身也要活得長壽」。

究竟該怎麼做才能讓自己「健康長壽」呢？

「心臟的健康」正是掌握健康長壽的關鍵！

在日本，心臟病是僅次於癌症的第二大死因；在美國，心臟病則居死因首位。（編註：根據統計在台灣也是第二大死因。）

以全世界來看，心臟病也是造成死亡的最重大原因。

心臟疾病動輒就與性命環環相扣，令人畏懼不已，但值得慶幸的是，其實我們可以**靠自己的力量預防心臟病、強化心臟**，而且全都只要**在日常生活中就可以做到**。

具體而言，就是從飲食、運動、睡眠及精神（消除壓力）等方面著手改善。

只要「正確」對待心臟，心臟就能如我們的期盼長久維持健康。

請大家一定要擁有**「能使用一百年的心臟」**！

這正是本書最重大的使命。

「血管狀態」就掌握了健康關鍵
——「心臟本身」也與「血管健康」有著密切關聯

我在媒體上通常都被介紹為「**血管專業醫師**」，但事實上我專攻的是心血管科。**主要是「診療血管與心臟」**的科別。

我致力於向大眾宣傳「**活力滿滿活到100歲的訣竅**」就是「**打造暢通柔韌的血管＝（血管力的重要性）**」。

我們全身的器官都是由血管負責輸送氧氣與營養，所以我才會說「**血管狀態」掌握了人體健康的關鍵**。

而「**心臟本身」當然也與「血管健康」有著密切的關連**。

心臟利用直接相連的大動脈送出血液，其血液又繼續細分，最後慢慢流動到末梢的動脈。

若能擁有暢通柔韌的血管，血流就不會受到阻礙，如此一來便能**減輕負責擔任「幫浦」**

工作的心臟負擔。而且，心臟本身就是由從大動脈分支出來的冠狀動脈提供氧氣，因此，若能維持暢通柔韌的冠狀動脈，心臟就能正常發揮功能。

基於上述原因，想要**避免發生心肌梗塞、狹心症、心臟衰竭等「心臟問題」，我認為最重要的就是「提升血管力」**。

我自己自從開始注意**「提升血管力」、改善生活習慣之後，我的血管就變得越來越年輕，甚至還達成在60歲時維持30歲的「血管年齡」**。雖然每天血管的情況都有微幅變動，不過**大致上都維持在低於35歲的狀態**。

「心臟的健康」日趨重要

我認為，「現在正是該告訴大家心臟知識的最佳時刻」。

因為**受到新冠肺炎肆虐的影響，我們周遭的環境、生活習慣、心理狀態都與之前有了非**

常大的改變。

因新冠肺炎而越演越烈的**「飲食過量」、「運動不足」**等不良生活習慣，不僅會造成**「內臟脂肪的累積」**，還會引起**「高血壓」、「糖尿病」、「高血脂症」**等，加速**「引發動脈硬化的危險因子惡化」**。

不僅如此，**跟以往截然不同的生活更會造成「心靈的動盪」，漸而形成壓力，對自律神經也帶來「不好的影響」**。

上述這些都會對**「心臟的健康」造成嚴重的負面影響**。

在這樣的「背景」之下，進入二〇二三年後我們總算見到新冠疫情逐漸撥雲見日。

在疫情期間長時間待在家裡的人，外出的機會漸漸增加了；應該也有很多人原本盡量克制自己不要外出，現在也能開始享受上山下海等休閒活動的樂趣。

雖然這是一件好事，不過另一方面，**對心臟而言，這卻是需要多加留意的局面**。

我會這麼說是因為，在上述那些對「心臟健康」不好的狀況下，要是**突然開始運動，做出會讓心跳突然變快的行為，對心臟而言會是非常大的負擔**。

以往過著平靜生活的人，要是突然活動量劇烈增加，心臟很有可能會無法適應，**最糟的情況下還可能引發「心肌梗塞」等心血管意外**。

處於新冠疫情之後、同時也是超高齡社會的日本，很多人都很擔心「心臟衰竭發生機率越來越高」。大家都說在這種狀況下引發「心臟衰竭大流行」也不足為奇。

因為，**不好的生活習慣不僅血管力日漸下滑、更會對心臟造成負擔，最後就會提升心臟衰竭的風險，讓心臟衰竭發作的時間變得更早**。

正因為是現在，「關懷『心臟健康』、用心改善生活習慣」就顯得更加重要了。

我認為這正是活得年輕、「達成健康活到100歲」不可或缺的要件。

「能使用一百年的心臟」絕對不是夢想

在本書中，**為了讓人人都能保有「能使用一百年的心臟」，我會從每天日常生活中可以**

做到的運動、睡眠、飲食、精神保健等各種觀點切入，提供建議給大家。

雖然以往市面上也有不少關於「心臟病的書」，但我認為似乎還沒有一本書告訴大家**關於「心臟的健康法則」，具體詳述關於日常生活中該如何行動。**

在這個前提下，我認為這本書具有劃時代的意義。

本書堪稱是一本「一百年心臟」的使用說明書，充滿了極為重要的資訊，**「每個人都應該放一本在家」**。

只要「正確」對待心臟，心臟就可以「長久維持健康活力」。

狀態好的心臟，不僅可以讓我們每天過著年輕的生活，更能為我們延長健康壽命。

「能使用一百年的心臟」絕對不是夢想。

雖然現在景氣不佳、還有環境問題等，有許多尚待解決的課題等著我們，不過，世界上的文化與科技都日新月異，到了10年後、20年後，我們肯定會看見與現在不同的光景。屆時，大家一定也能深深感受到**健康長壽所帶來的喜悅**。

既然大家手上已經拿起這本書，就不妨開始試試過著能擁有**「百年好心臟」**的生活吧！

目次
Contents

5大壞習慣

目次

目次

✔ 對心臟好的「睡前度過方式」 121

✔ 對心臟好的「最強睡眠法」 131

第3章

池谷式「對心臟好的最佳飲食法」5大訣竅

其實就是這麼簡單！讓人每天輕鬆持續！

池谷式「對心臟好的最佳飲食法」

第4章

享受美食、同時保養心臟！讓心臟更有活力的「10大明星成分」就是這些！ 163

不利於心臟的食物

第5章

以正確的運動維護「心臟健康」！池谷式「8個『慵懶』鍛鍊法」（體操&呼吸法）

1天只需5分鐘！利用空檔就能做到、而且成效絕佳！

池谷式「『慵懶』鍛鍊法」

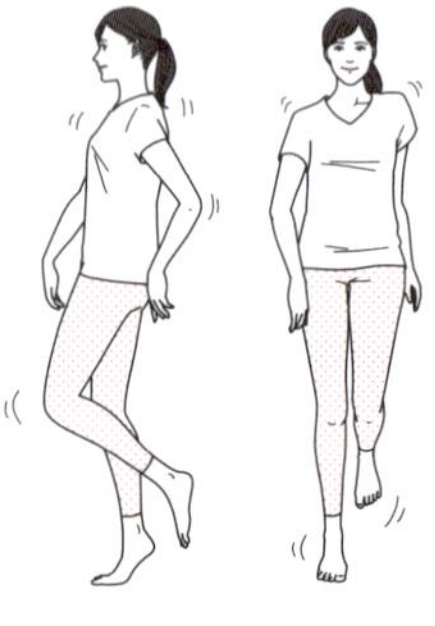

殭屍體操

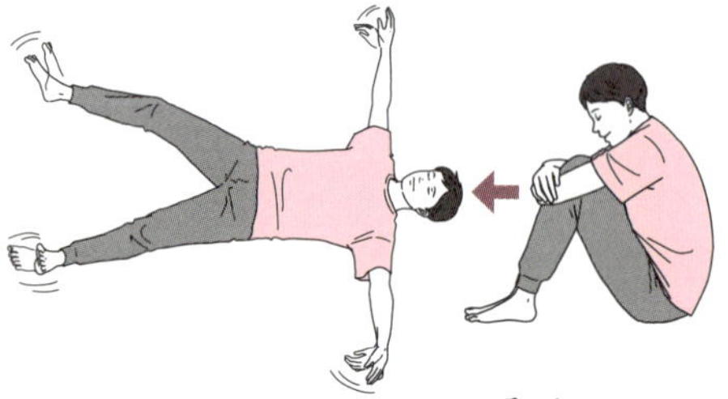

孤單體操

第6章

池谷式瞬間消除「壓力」與「怒氣」的方法

以「一句魔法」並稍微「改變想法」，大幅減輕心臟的負擔！

目次

特別附錄

序章

「對心臟好的生活」3大關鍵是？

你的心臟還好嗎？「對心臟不好的生活習慣」檢核表

請問大家平常有留意「心臟的健康」嗎？

我所謂的「對心臟好的生活」究竟是什麼呢？在詳細解說之前，我要先請大家確認自己**每天的生活習慣，了解自己究竟過著「對『心臟健康』是好、還是壞的生活」**。請大家勾選下表，看看自己平日的習慣與行為模式是否會對心臟造成負擔，而生活習慣病的情形又是如何呢？

- □喜歡重鹹的飲食
- □肥胖（BMI超過25以上）
- □很容易衝動
- □每天都感到壓力非常大
- □營養有所偏差

□睡眠時間短、睡不好、沒辦法立刻起床
□抽菸
□飲酒量大
□生活不規律
□說實話，夫妻關係很差
□血壓數值偏高（高血壓）
□健康檢查時發現有高血脂症
□患有糖尿病
□沒有興趣嗜好等
□感覺自己運動不足

其中只要有一項符合自己的情況，就必須多加留意！
勾選的項目越多，就代表自己正過著「對心臟不好的生活」。

為「心臟健康」著想的「3個大前提」是？

若想設法維持「心臟健康」，首先最重要的「3個大前提」如下：

1 保持「冠狀動脈」（心臟血管）的彈力
2 花點心思別讓血壓、心跳飆高
3 預防心臟病

1 的**「冠狀動脈」是指環繞著心臟的血管**。冠狀動脈負責將營養及氧氣提供給心臟。

一旦冠狀動脈產生「動脈硬化」，就無法輸送充足的血流至心臟，最糟的情況下還可能

▶ 心臟的三條冠狀動脈

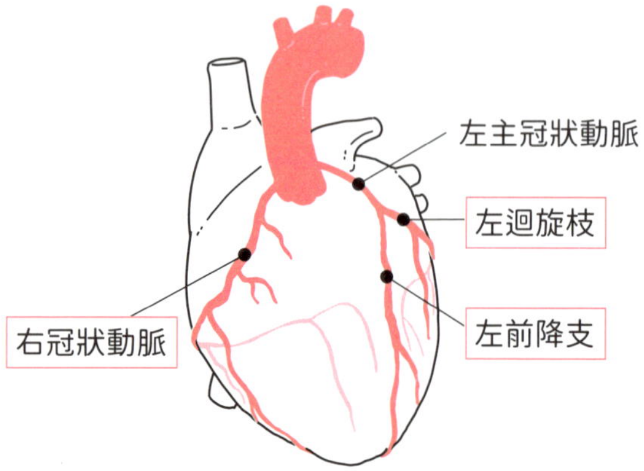

引發心肌梗塞等可怕的疾病。

因此，對「**心臟健康**」**最重要的就是**「**不讓冠狀動脈產生動脈硬化**」。

總而言之，在做到❶的情況下，在日常生活中留意❷與❸，就是維護心臟健康的大前提。

接下來，我要再繼續深入說明上述3點。

「心臟健康」的3個大前提 ❶

保持「冠狀動脈」（心臟血管）的彈力

現在我要說的內容會稍微艱澀一些，我們人體是**藉由分解一種名為「ATP（三磷酸腺苷）」的物質製造出能量，藉以維持生命**。

ATP是由「肌肉（細胞）」製造生成，生成方式有兩種。分別是「**會用到氧氣的方法**」（有氧）、及「**不會用到氧氣的方法**」（無氧）。

「**不會用到氧氣的方法**」雖然可以在短時間內製造出能量，但製作出的能量較少，不適合長時間的運動。

反之，**「會用到氧氣的方法」**雖然不適合用來瞬間為身體提供能量，卻能製造出龐大的能量，可以用來支持長時間的運動。

舉例來說，如果是100公尺賽跑等短時間的運動，不會用到氧氣的方法就足以應付所需；但如果是要長時間跑步的情況下，就必須採用會用到氧氣的方法來提供身體能量。

而且，如果是要長時間跑步的情況，還必須**持續提供氧氣給肌肉才行**。此時，**「心臟的肌肉」與四肢的肌肉就有著很大的差異**。

這種時候主要是由**「會用到氧氣的方法」製造出的能量來讓身體產生動作**。

當我們處於安靜放鬆的狀態時，全身肌肉的血流只需要少量就夠，因此**心臟可以慢慢跳動，持續收縮及舒張**。

不過，若是當我們在爬樓梯或上坡時，全身肌肉都需要很多氧氣，此時心臟就必須跳得又快又強，才能將充足的血液輸送至全身。

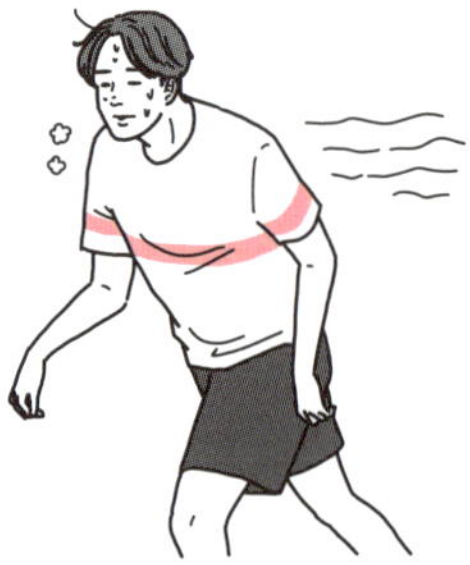

因此，持續運動後，不僅心跳數會增加，輸送到四肢肌肉的血液量也會**增加至放鬆時的20倍之多**。

也就是說，**對心臟而言，必須保持冠狀動脈順暢良好的血流**，才能順利輸送「氧氣」。

一旦**冠狀動脈產生動脈硬化，血管就會喪失柔韌度、變得越來越狹窄**。結果就會導致血液流動情形變差，無法將充足的血液輸送至心臟。

要讓**心臟維持正常的功能，最重要的就是「讓冠狀動脈保持柔韌、內壁維持柔軟（＝不會引發動脈硬化的狀態）」**。

至於**動脈硬化，預防勝於治療**還是最關鍵的概念。

只要「預防冠狀動脈硬化」，當然就能連帶預防全身血管的動脈硬化。因此，我們必須謹慎**預防**「高血壓」、「高血脂症」、「糖尿病」、「代謝症候群」等所有「**對心臟不好的生活習慣病**」，同時也要**戒掉**吸菸、運動不足、睡眠不足、**壓力等「不良生活習慣」**。這些上述這些行為，才是真正的「保護心臟」。

雖然平常一提到「預防動脈硬化」，聽起來感覺就很困難，不過其實都是自己可以做到的事。

最重要的就是「改善生活習慣，預防各種生活習慣病」。

只要照著本書中**「對心臟好的生活習慣」付諸實行，每個人都可以延緩動脈硬化的惡化。**

「心臟健康」的3個大前提 2

花點心思別讓血壓、心跳飆高

跟安靜放鬆的狀態下相比，心臟在運動時會跳動得又快又強，但其實不只是運動，**在各種生活場景之中，心臟都有可能會跳得又快又強。**

例如**喝酒的時候**。一般認為，這是為了要促進酒精代謝，心臟必須增加往肝臟的血流量的緣故。

還有，在**興奮或緊張的情況下**，心臟也會撲通撲通地強烈跳動，讓

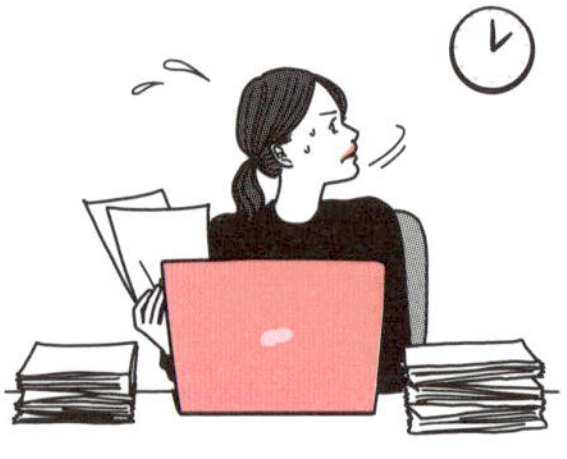

心跳數向上攀升。應該很多人都曾有過這樣的經驗才對。

此外，**壓力也是讓血壓、心跳數飆高的要素之一**。

先前我也有提到，一旦心跳數增加，心臟就需要更多的氧氣，其實不僅如此，**當心跳數增加，還會讓與心臟相連的動脈產生動脈硬化，使整體血管的阻力提高，導致血壓上升；心臟為了對抗如此的「高負荷量」，就必須強行收縮才能將血液輸送出去**。

如此一來，就導致心臟需要更多的氧氣，承受越來越多的負荷。

為了減少「心臟的負荷」，讓心臟變得更輕鬆，最重要的就是**降低心跳數，同時維持暢通柔韌的血管，別讓血壓飆高**。

Dr. 池谷畫重點！

1

「改善生活習慣」才是維護「心臟健康」的基本！最重要的是別讓血壓、心跳數飆高！壓力對心臟也很不利！

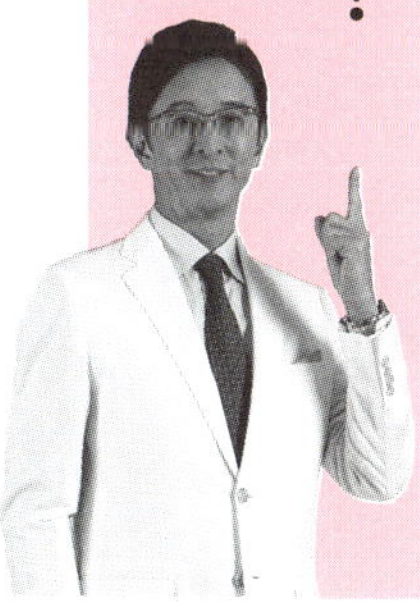

「心臟健康」的3個大前提

3

預防心臟病

預防「心臟病」（心臟衰竭），當然也是維護「心臟健康」的重要前提之一。

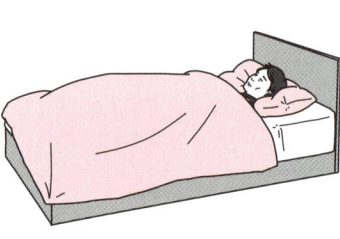

如同前述，包含「心臟衰竭」在內的各種心臟病所造成的死亡率越來越高，**在日本，心臟病是僅次於癌症的第二大死因**。

所謂的心臟衰竭指的是**心臟無法正常發揮幫浦功能的狀態**，一旦心臟衰竭，特別是高齡長者最容易反覆住院，甚至可能會讓人長期臥病在床。

不僅如此，反覆心臟衰竭甚至會引發**「老年衰弱症（frailty）」**與**「肌少症」**。

「frailty」就是**「虛弱」**的意思，意指**肌力與活力低落的狀態**。一旦陷入老年衰弱症，不僅日常生活會受到諸多限制，只要**跌倒或一點點小病**就很可能讓人長期臥病在床。

另一方面，「肌少症」則是受到**年齡增長等原因導致肌肉量減少，使得肌力與身體功能下滑，讓人在日常生活中面臨各種阻礙。**

接下來，日本的高齡長者只會越來越多。隨著高齡人口的增長，可以想見**「高齡心臟衰竭患者」也會大幅增加**。我們將這個情況稱為「心臟衰竭大流行」。

一旦發生「心臟衰竭大流行」，住院患者就會激增，導致病床數量不足、也會花費龐大的醫療費用，很可能會**成為新的社會問題**。

▶ 日本的高齡心臟衰竭發病預測數

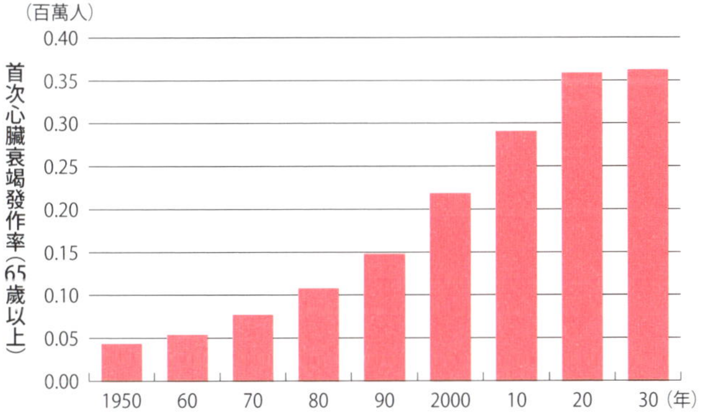

總人口（百萬人）	83.2	93.4	103.7	117.1	123.6	126.9	128.1	124.1	116.6

（出處）「心臟衰竭大流行會來臨嗎？」（暫譯）大塚製藥（otsuka.co.jp）
（引用）ShimokawaH,etal.Eur J Heart Fail 2015;17:884-892

為了避免讓自己成為其中一員，最重要的就是平日就要著手預防心臟病。

動脈硬化就是引發後天性心臟病的最主要原因，除了大家最熟知的心肌梗塞與狹心症等冠狀動脈疾病之外，心肌病變、瓣膜性心臟病、心律不整也都包含在內。

其中，本書希望喚起大家注意的是**與壓力有關的心臟疾病**。

壓力會使動脈硬化的情形惡化，也是引起冠狀動脈疾病的原因之一，一旦心臟的負荷增加，會對所有心臟疾病都帶來不良影響，甚至加強心臟衰竭的風險。

有研究結果顯示，**「憂鬱症」也與心臟衰竭有所關聯**，為了預防心臟衰竭，保持良好的精神狀況也是很重要的一環。關於這點容我之後再詳細說明。

現在若已出現下列症狀，就可能有心臟衰竭之虞，千萬要多加留意。

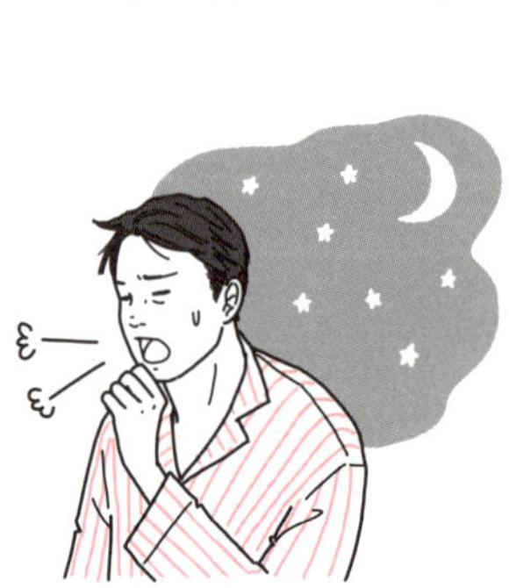

□走路速度變慢
□爬坡或上樓梯時，感覺喘不過氣、心悸
□雙腿或臉部的浮腫情形變嚴重
□每到晚上就會開始咳嗽
□夜間頻尿
□平躺時會覺得呼吸困難，抬起上半身會稍微好一點
□倦怠、容易疲累

只要有勾選其中一項，就請前往心臟血管內科接受檢查，確認自己是否患有心臟疾病。

善待心臟的訣竅就藏在「度過日常生活的方式」

前面的章節中我已經告訴大家「維護『心臟健康』的3個大前提」。究竟該怎麼做，才能實踐這3個大前提呢？

這3個大前提的實踐重點，其實全部都在「日常生活」中就能執行。

換句話說，善待心臟的訣竅就藏在「度過日常生活的方式」裡。

本書會先在第1章請大家填寫「對心臟不好的生活」檢核表，接著於第2章「日常生活的訣竅」、第3~4章「飲食方式」、第5章「運動」、第6章「壓力管理法」當中一一詳加說明。

本書中介紹的方法，我自己也都正在實踐中，而且全都是可以在日常生活中輕鬆、愉快地持續下去的方法。請大家也抱著輕鬆的心情，嘗試看看這些維護心臟健康的方法吧！

Dr. 池谷畫重點！

2

「心臟病」是僅次於癌症的日本人第二大死因。重新檢視「這3大關鍵」，就能盡情享受「100 歲人生」！

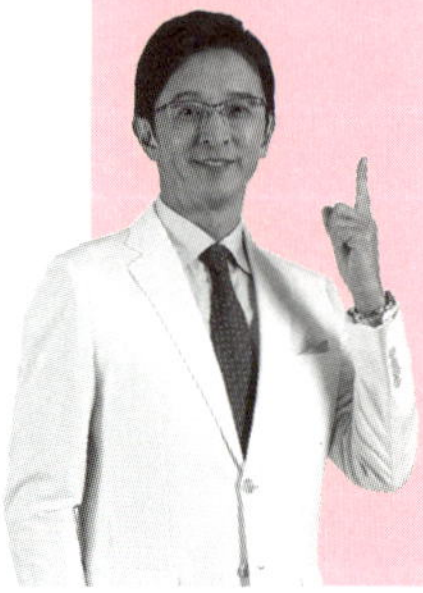

第1章

這樣的生活會縮短「心臟的壽命」！

先改掉這些有害心臟的「5大壞習慣」吧！

「有害心臟的5大壞習慣」是？

正如前述，善待心臟的訣竅就藏在「日常生活」之中。

但有時候我們也可能會在不知不覺中，就養成了「對心臟不好的生活習慣」。

首先，最重要的是要知道哪些生活習慣對「心臟健康」有害。

現在就請大家立刻確認看看，自己每天是否都過著「對心臟不好的生活」呢？

「這些生活習慣」會給心臟造成負荷！

5大壞習慣 1

長期處在「龐大壓力」之下

「壓力」會帶給「心臟健康」非常壞的影響。

當身體感受到壓力時，會釋放出一種名為「正腎上腺素」的荷爾蒙。這種荷爾蒙會使血壓上升、心跳數增加。

雖然這是為了對抗壓力、將身體調整到適合活動的狀態，可說是一種身體的自然反應，但**當血壓、心跳數上升時，「對心臟的負荷」當然也會增加**。

換句話說，**「壓力與『心臟健康』直接相關」**。

請大家參考下圖。

這幅插圖顯示出當人體感受到壓力時會出現的各種症狀。

當壓力使自律神經失調時，人體就會像這樣全身都受到影響。

▶「自律神經失調」帶來的主要症狀

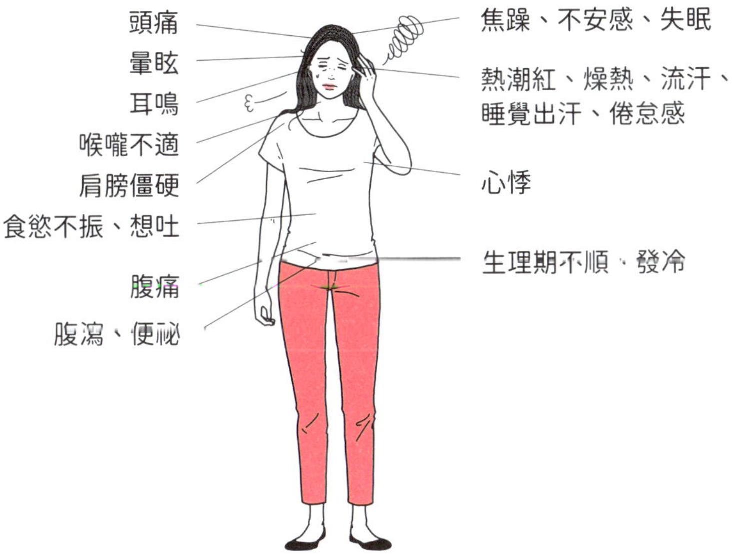

不僅如此，最近的研究中也顯示，**壓力也會使流經心臟肌肉的血液減少，甚至可能引發心臟衰竭**。

壓力真的非常可怕！

就算自己覺得「沒這麼嚴重」，也許心臟早已發出警訊也說不定。

因「壓力」而誘發的「心臟疾病」真的很可怕！

壓力也可能會誘發心臟病。最具代表性的就是**「心房顫動」**與**「章魚壺心肌症」**。

「心房顫動」是**心律不整**的一種，發作時心房就像是在痙攣一樣地不規則跳動。

一旦心房顫動發作，血液就無法順暢輸送至全身，對心臟造成龐大的負荷。

此外，心房顫動發作時，位於心臟左上方的左心室內也很容易形成血栓（血塊），當血栓輸送至全身，就很有可能在某處的血管造成堵塞。如果是在**大腦中堵塞，就會引起腦中風**。

雖然年齡增長是引發「心房顫動」最大的原因之一，不過，若**患有「高血壓」、「糖尿**

病」、**「甲狀腺機能亢進」等疾病，也很容易引起心房顫動**。另一方面，如果是年輕人罹患心房顫動，一般認為壓力就是最密切相關的因素。

所謂的「章魚壺心肌症」則是一種會令人**突然感到胸痛、喘不過氣的心臟疾病**，特徵是經常發生在高齡女性身上。

心臟在反覆收縮及舒張的過程中，將血液輸送至全身。發作時心臟會在「收縮期」功能變差，形狀變得像是「章魚壺（譯註：一種在日本用於捕捉章魚的壺）」一樣，因此命名為「章魚壺心肌症」。

一旦「章魚壺心肌症」發作，就**可能引發心臟衰竭或腦中風**。

雖然目前「章魚壺心肌症」的成因仍未百分之百確定，不過有研究指出，章魚壺心肌症**與壓力、自律神經失調有關**。

至於治療方式，「心房顫動」可藉由藥物控制心跳，或利用導管電氣燒灼術直接根治（改善心律不整）。

而「章魚壺心肌症」雖然沒有特定的治療方式，不過卻有可能自然恢復。雖然大家可能會以為可以自然恢復就沒事了，不過近年來的報告指出，因章魚壺心肌症**住院治療的患者，死亡率約有5～6％，絕對稱不上是沒事**。

唯有避免讓自己陷入龐大的壓力與不安之中，才能避免再次發作。

讓壓力「看得見」！什麼是「安靜心率」？

雖說「壓力對心臟不好」，但由於壓力無法直接用肉眼看見，因此**自己也很難判斷究竟累積了多少壓力**。因此，我想請大家著眼於「**安靜心率**」。

心跳數是由自律神經所控制。

雖然在日常生活中心跳數經常有所增減，不過一般而言心跳就算在一時之間增加，副交感神經也會發揮作用，讓心跳回歸正常。

不過，若是經常處於龐大的壓力之下，心跳頻繁變快，就會導致自律神經失調，結果就會使「放鬆時的心跳數」漸漸增加。

因此，若是「安靜心率」較高，就很可能是因為心臟承受了許多壓力。

成人在「安靜心率」1分鐘約60～70下。

一般而言，年輕人的心跳數會比較多，隨著年齡漸長則會慢慢變少。而女性的心跳也會比男性跳得稍微快一些。

安靜心率正常基準不可超過「70」。

雖然每個人情況不同、不能一概而論，但「安靜心率」若是超過70，**就要有心理準備這樣會對心臟造成很大的負荷、或是心臟很可能正承受著許多壓力。**

至於該如何測量「安靜心率」，請大家參考第74頁的方式。

Dr. 池谷畫重點！

3

壓力與「心臟健康」直接相關！請以「安靜心率」爲基準，確認自己的壓力累積程度吧！

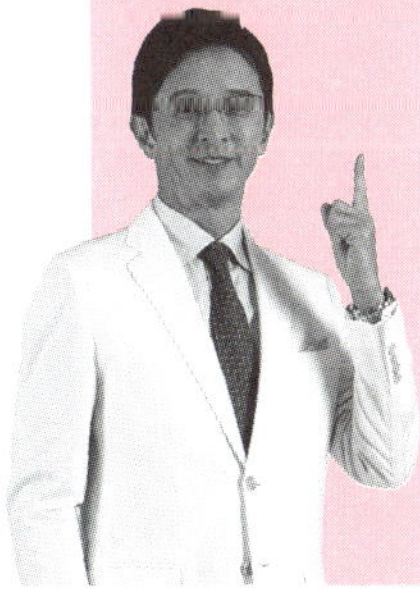

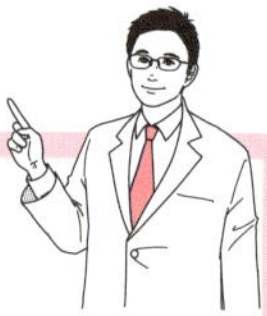

Dr. 池谷
的重點建議

心跳數是什麼？與脈搏有何差異？

心臟平時重複著收縮與舒張，此過程稱之為「搏動」。

要是我們去數心臟**「1分鐘搏動幾次（重複幾次舒張、收縮）」**，得到的結果就是**「心跳數」**。**「心跳數」1分鐘約為60～70下，一天的「搏動」次數約有10萬次，據說心臟終其一生會搏動超過40億次。**

順道一提，「心跳數」是心臟搏動的次數，而**「脈搏」則是心臟將血液輸送出去時在動脈產生的「搏動數」**。

心臟每一次收縮，都會讓血液流動到全身的血管。

平時，只要接觸手腕就可以感受到正「撲通撲通」跳動的血管搏動，這就是所謂的**「脈搏」**。

除了特殊的心律不整情形之外，**一般而言脈搏與心跳數相同**。

在參閱本書時，可以將**「心跳數與脈搏視為幾乎相同」**。

「這些生活習慣」會給心臟造成負荷！

5大壞習慣 2

最喜歡油膩飲食、白飯、麵包與甜食，曾被判定為代謝症候群！

相信大家一定都知道「肥胖會對心臟造成龐大的負荷」。

肥胖的人由於身軀龐大，心臟必須將許多營養及氧氣輸送到龐大身體的每一個角落，所以心臟就得拚命將血液傳輸出去，光是這樣就會對心臟造成很大的負荷。

在美國，心臟病是人民死因首位。這跟美國是「世界第一的肥胖大國」有著密不可分的關聯。

一樣都是肥胖，如果是屬於**內臟脂肪過多的「代謝症候群」（Metabolic Syndrome）就會帶來嚴重的問題**。

所謂的代謝症候群指的是，**除了內臟脂肪過多之外，還有「血脂」、「血壓」、「血糖」**

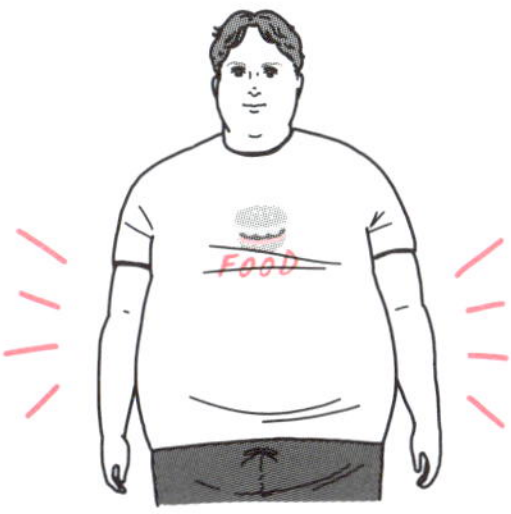

之中有兩項以上超過基準值的狀態。

一旦患有代謝症候群，內臟脂肪就會分泌出各種生理活性物質，導致血糖或血脂產生異常，也可能會引起高血壓等，使得**動脈硬化情形越來越嚴重，對心臟造成更重的負荷。為減輕心臟負荷，解決肥胖及代謝症候群的問題就是刻不容緩的關鍵。**

至於「輕鬆消除內臟脂肪的方法」，在拙作**《15天抖掉內臟脂肪》**這本書中已有詳細說明，請大家作為參考，一起努力「擺脫代謝症候群」！

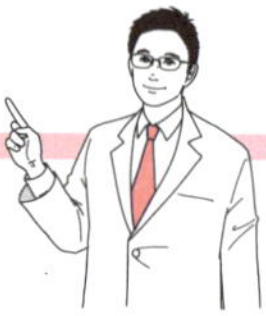

Dr. 池谷的重點建議

了解生活習慣病的元兇——「動脈硬化」的正確知識！

在前面的章節中也曾提及，為維護心臟健康，最重要的就是**避免冠狀動脈產生「動脈硬化」的情形。**

雖然大家應該都常聽說「動脈硬化」這個詞，不過我在這裡還是要重新說明一次。

所謂的「動脈硬化」正如其名，是**血管內部有膽固醇等附著而形成粥狀斑塊，使血管呈現變窄、變硬的狀態**。

如左圖所示，血管一旦呈現變窄、變硬的狀態，不僅血液的流動會變差，當脆弱的粥狀斑塊破裂時，還可能會產生血栓、進一步阻塞血管。

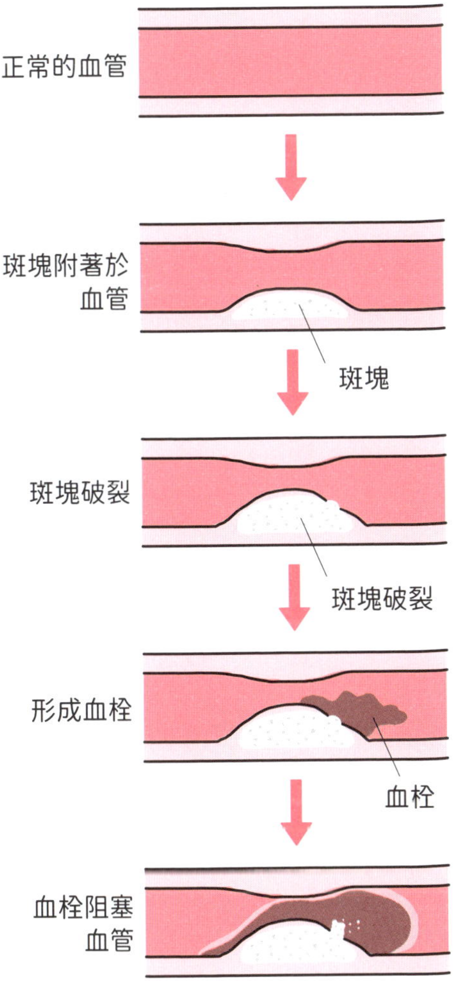

「動脈硬化」本身並不會出現症狀，而是默默累積惡化。到了某天斑塊會突然受損破裂，形成血栓阻礙血流，才會帶來胸痛、喘不過氣等症狀，而這些症狀正是**「急性心肌梗塞」**。

如果發生在心臟，冠狀動脈中的斑塊變得越來越大，就會使血管內腔變狹窄、血流情形變差。

冠狀動脈的血流障礙，會在爬樓梯或上坡等身體需要更多氧氣時，導致心臟的氧氣供應量不足，這就是所謂的「狹心症」。

若是**因運動而誘發的狹心症，只要休息一陣子、讓心臟的氧氣需求量下降就自然能獲得改善**。

此外，若是發生在頸動脈到腦動脈的「動脈硬化」，一旦血栓阻塞住血管，就會引發**「腦中風」**。**尤其是伴隨著高血壓的「動脈硬化」，會使血管壁變得更脆弱，大大提升腦出血的風險**。當我們**出生時，每個人的血管都很「柔韌」**，充滿了彈性。

但隨著年齡增長，**動脈血管壁會變得越來越硬、厚，並且失去「柔韌度」，變得日趨脆弱**。有句話是這麼說的：「人會隨著血管一起老化」，「動脈硬化」的確就是**老化現象之一**。

不過，由於**「動脈硬化」與生活習慣有著密不可分的關聯，每個人血管狀況的差異可說是天差地遠**。有些人才40幾歲，動脈硬化的情形就已經很嚴重；有些人甚至到了60、70歲還沒有出現動脈硬化，不必擔心發生血管危機，每天都可以過著年輕健康的生活。

換句話說，**一個人是否會產生「動脈硬化」，全都取決於每天的生活習慣**。

「代謝症候群」與「壓力」之間的關聯密不可分

代謝症候群也與「自律神經」有密切的關聯。

自律神經分為兩種，分別是在緊張時優先運作的「**交感神經**」，以及在放鬆時優先運作的「**副交感神經**」。

當我們感受到壓力、「交感神經」過度緊繃時，便會釋放出「正腎上腺素」（請參考第46頁），正腎上腺素會使血壓上升，對能抑制血糖的胰島素造成阻礙，這麼一來，**身陷代謝症候群的風險便會上升**。不僅如此，正腎上腺素也會**增加罹患「心臟疾病的風險」**。

實際上，我們已知患有代謝症候群的人，交感神經比副交感神經更為活躍。

也就是說，**代謝症候群不僅會促使「動脈硬化」的情形惡化，同時也會因為交感神經的緊繃，讓自己「陷入龐大的壓力」之中**。

因此，代謝症候群患者的**當務之急除了要解決代謝症候群**之外，**更要特別留意「不讓交**

感神經緊繃＝建立起不會累積壓力的生活習慣」。

其實自從新冠肺炎疫情肆虐開始，隨著在家**遠端工作的情況增加，患有代謝症候群的人也越來越多。**事實上在我的醫院裡，代謝症候群患者數量也日漸增長。

一般而言，無論男女都會隨著年齡增長，自然會有越來越多人患有代謝症候群，通常每年會增加6～8%左右。

不過，正如下方的圖表顯示，二〇一九年到二〇二〇年患有代謝

▶ **因新冠肺炎疫情導致患有代謝症候群的人越來越多！**

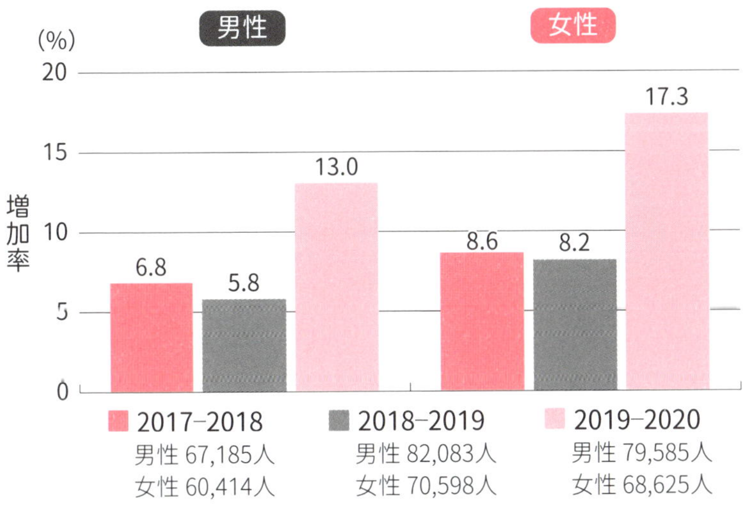

※皆為持續在同友會接受健檢的受診者

（出處）同友會Group官網「符合代謝症候群標準的患者增加率」

症候群的人增加了約13～17％，增加率是往年的2倍之多。

雖然有些人會認為：「這都是因為疫情的緣故，待在家裡的時間變多，這也是沒辦法的事。」但我希望大家對代謝症候群抱有更嚴重的危機意識。

我自己在36歲時就曾被判定患有代謝症候群。但我畢竟身為醫師，自知自己絕對不可以罹患生活習慣病，於是努力改善生活習慣後，成功戰勝了代謝症候群（詳情請見《15天抖掉內臟脂肪》）。

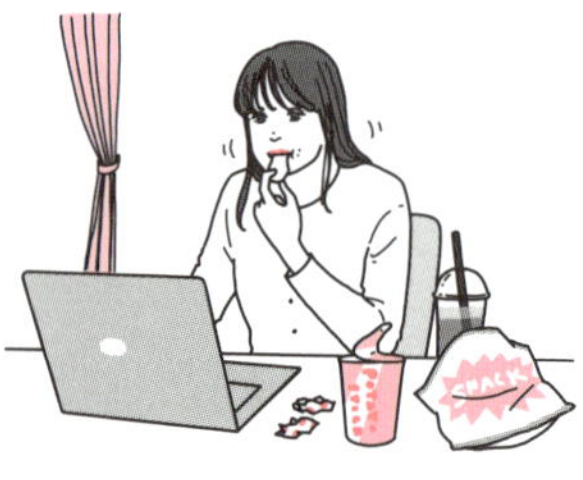

Dr. 池谷畫重點！

4

代謝症候群會帶給心臟「龐大的負荷」，也是通往所有疾病的大門。解決代謝症候群，就是「心臟能使用一百年」的關鍵！

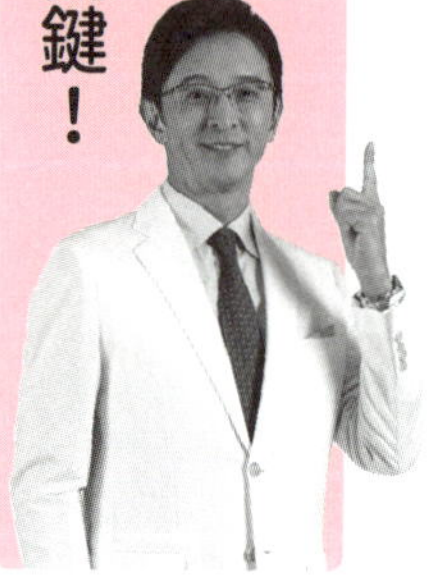

「這些生活習慣」會給心臟造成負荷！

5大壞習慣 3

患有「高血壓」、「高血脂症」、「糖尿病」等生活習慣病

隨著年齡漸長後，很多人都會罹患「高血壓」、「高血脂症」、「糖尿病」等生活習慣病。**這三種生活習慣病是非常不利於「心臟健康」的「3大要因」**。我將這三種疾病稱為「**壞蛋三人組**」。

為什麼這「壞蛋三人組」非常有害心臟呢？因為這三種疾病都**會促使心臟的冠狀動脈產生硬化**。接下來，我要針對這三種疾病一一詳細解說。

★高血壓

首先要說的是**高血壓**。**日本全國約有四千三百萬人患有高血壓**（二〇一七年）。

長期處於高壓狀態之下，當然會對血管造成負荷。於是，血管會漸漸受損，引起動脈硬化。

★高血脂症

高血脂症又稱為**「高膽固醇血症」**，若被稱為是**血液中「壞膽固醇」的「低密度脂蛋白膽固醇（LDL）」與「三酸甘油脂」過多**，或是被稱為**「好膽固醇」的「高密度脂蛋白膽固醇（HDL）」過少的狀態，都算是高血脂症**。

當血液中的「低密度脂蛋白膽固醇」過多，就會如同前述的一樣，粥狀斑塊會附著於血管，讓血液的通道變狹窄，甚至容易產生血栓阻塞血管。

原本負責回收多餘膽固醇是「高密度脂蛋白膽固醇」的任務，但若是「高密度脂蛋白膽固醇」過少，就沒辦法徹底回收多餘的膽固醇，導致血液中增加過多的膽固醇。

此外，多餘的三酸甘油脂則會讓「低密度脂蛋白膽固醇」的分子變得更小。「緻密低密度脂蛋白膽固醇」很容易受到氧化的影響而形成異物，附著於血管壁，因此也是造成動脈硬化的強力危險因子。不僅如此，**多餘的三酸甘油脂也會讓「高密度脂蛋白膽固醇」減少，讓動脈硬化的情形加速惡化**。

★糖尿病

最後是**糖尿病**。糖尿病是一種**血液中葡萄糖（血糖值）過高的疾病**。

若長期處於高血糖狀態，對血管而言並不是一件好事。多餘的血糖會與血管壁的蛋白質結合，形成「糖化終產物（AGEs）」。「糖化終產物」不僅會傷害血管壁內側的血管內皮細胞，同時也會讓「低密度脂蛋白膽固醇」氧化，加速形成血管壁中的斑塊。換句話說，**若患有糖尿病，就算膽固醇並沒有那麼高，也很容易引起動脈硬化，增加冠狀動脈變窄、阻塞的危險性**。

此外，我們現在已經知道**高血糖也會引起心臟組織纖維化等疾病，提孔罹患心臟衰竭的風險**。有些**糖尿病患者即使冠狀動脈沒有出現病變，也會面臨心臟衰竭**的威脅，我們稱之為**「糖尿病心肌病變」**。

壞蛋三人組幾乎都「沒有自覺症狀」

如此可怕的「壞蛋三人組」**幾乎都沒有自覺症狀**，因此有很多人都沒有特別接受治療。

就算在健康檢查中檢驗出血壓、血糖、三酸甘油脂數值異常，大多數人都選擇置之不理。

直到某天突然發生了腦中風、心肌梗塞等「**血管意外**」，才後悔莫及。

所以，請大家一定要**留意「沉默的壞蛋三人組」——「高血壓」、「高血脂症」及「糖尿病」，徹底管理自己的健康，預防動脈硬化，才能維護「心臟健康」**。

為此，**改善生活習慣絕對勢在必行**。

請大家參考本書，立刻從自己可以做到的項目開始執行吧！

Dr. 池谷畫重點！

5

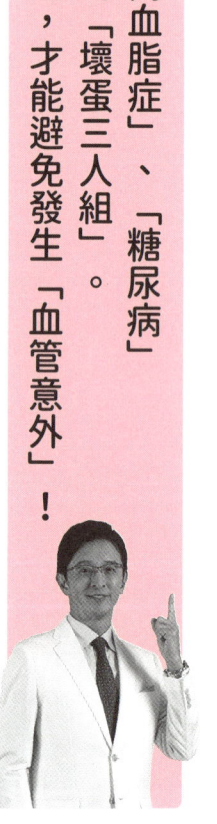

「高血壓」、「高血脂症」、「糖尿病」是沒有自覺症狀的「壞蛋三人組」。平時就要嚴格管理，才能避免發生「血管意外」！

5大
壞習慣
4

睡不好、睡眠時間不規律

睡眠也與「心臟健康」有著深入的關聯。

首先，最該留意的就是睡眠的時間與品質。

若睡眠時間過少、睡眠品質很差的情況下，心跳數與血壓也比較容易飆升。

因為**睡眠時「副交感神經」會優先作用，讓血壓與心跳數下降；若是長期睡眠不足，就會讓身體一直處於「交感神經」優先作用的狀態。**

這麼一來，身體就會分泌出「腎上腺素」與「正腎上腺素」等荷爾蒙。

這些荷爾蒙都會使心臟收縮，讓血壓與心跳數增加。

自律神經失調不只會影響夜間的睡眠，也會造成白天血壓升高、心跳過速，持續對心臟造成負荷。

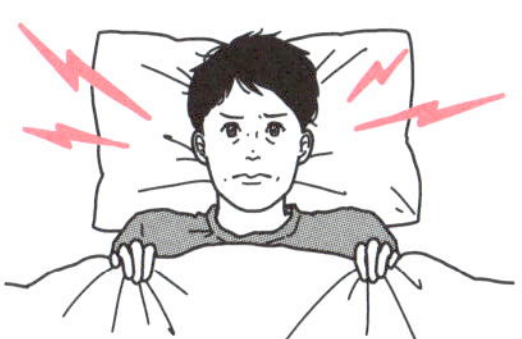

此外，不規則的生活也會使生理時鐘紊亂，造成「睡眠品質低落」，對心臟造成負荷。

反之，若**白天能充分活動身體**、**夜晚好好休息**，在**固定的時間起床**，**便能調整生理時鐘**，找**回自律神經的平衡**。

改善睡眠不足的問題，**並調整從早到晚的生活步調**，對「心臟健康」而言也非常重要。

本人也許毫無自覺……「睡眠呼吸中止症」會導致睡眠品質低落與飲食過量

另一方面，「睡眠呼吸中止症」也會造成睡眠品質不佳，對「心臟健康」帶來負面的**影響**。

所謂的「睡眠呼吸中止症」是一種**在睡眠時會隨著打呼而變得無法呼吸或吸不太到空氣的疾病**。主要是由於**睡眠時的呼吸通道**「上呼吸道」變狹窄而引起。

雖然一般而言「睡眠呼吸中止症」的**主因是「肥胖」**，但也有些病例與肥胖無關，約有

3～7%的成年男性、及約2～5%的成年女性患有睡眠呼吸中止症，絕對不是一種罕見的疾病。

一旦患有**「睡眠呼吸中止症」，血液中的氧氣量就會減少，進而刺激交感神經，讓血壓、心跳數增加。**

睡眠呼吸中止症不只會反覆地讓睡眠時的血壓及心跳數增加，也會使白天的血壓上升。

此外，**睡眠品質低落也會影響食慾，導致飲食過量。**

而且「睡眠呼吸中止症」也會讓白天變得疲倦想睡。白天若是疲倦想睡，會降低運動的動力，使內臟脂肪堆積，而這也是引起代謝症候群的原因之一。

「睡眠呼吸中止症」就是像這樣使血壓及心跳數增加，同時也是引起代謝症候群造成動脈硬化的原因之一，對心臟帶來不好的影響。

許多人就算被家人或伴侶指出，自己在睡眠會打呼或沒有呼吸也不以為意，但為了**「心臟健康」著想，請大家千萬不要置之不理，一定要前往就醫，接受適當的診斷與治療才是上策。**

5大壞習慣 5

總是煩躁不安、慌張匆忙

在前面的章節中也曾提到，「壓力、代謝症候群會使血壓及心跳數增加，加強對『心臟的負荷』」，不過除此之外，在日常生活中還有一些因素會使心跳數增加。

例如下列幾個例子，就是很容易讓血壓、心跳數增加的NG行為。

- ✕ 就算只是一點小事，也會煩躁不安
- ✕ 感到火大、對別人怒吼
- ✕ 使用大音量的鬧鐘，讓自己突然驚醒
- ✕ 忍耐不上廁所、上廁所時過度用力
- ✕ 從寒冷的更衣室立刻進入熱氣騰騰的浴室
- ✕ 泡完高溫的溫泉後，立刻浸泡冷泉

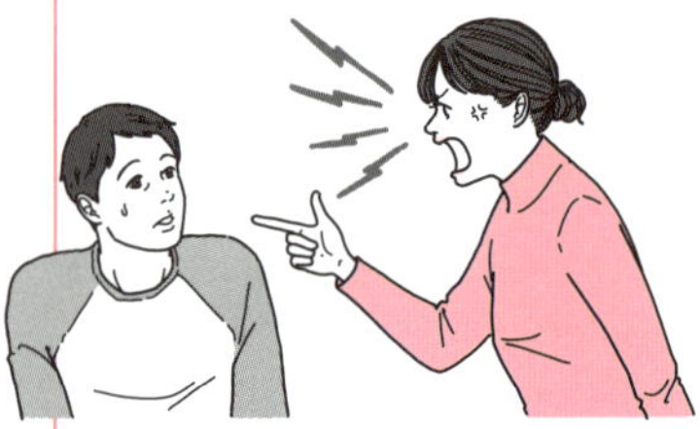

× 想把事情做到完美

雖然在每天的日常生活中，血壓、心跳數有某種程度的增加也是無可奈何，不過，若能盡量過著適時放鬆的均衡生活，就不會對心臟造成太多負荷。**最重要的就是要讓生活張馳有度，留意別讓血壓、心跳數一直「無謂地」增加**。

「心跳數」與「壽命」的關聯非常密切

事實上，有研究結果顯示**「心跳數與死亡率有關」**。

根據桐生大學副校長／東京醫科大學名譽教授山科章醫師的論文，有一項花費18年長期追蹤五七三名40到64歲男性的調查，**結果可看出心跳數越高、死亡率就越高**（於福岡縣田主丸町進行的研究）。

此外，在循環器官疾病調查（NIPPON DATE 80）中，橫跨16年半追蹤調查了八八〇〇名男女，結果也同樣顯示心跳數越高的人，總死亡率與心血管疾病死亡率也越高。

山科教授表示，心跳數較高的人不只在「血壓」、「BMI」、「血糖」、「低密度脂蛋白膽固醇」、「三酸甘油脂」等各種數值都比較高，更指出**「每一次心跳都會促進心血管老化與血管損傷、讓人更接近死亡一步」**。

此外，根據這篇論文的調查結果，也可以一窺除了心跳數（脈搏）與壽命之外，「血壓」所帶來的影響。

▶ 心跳數與死亡率的關聯

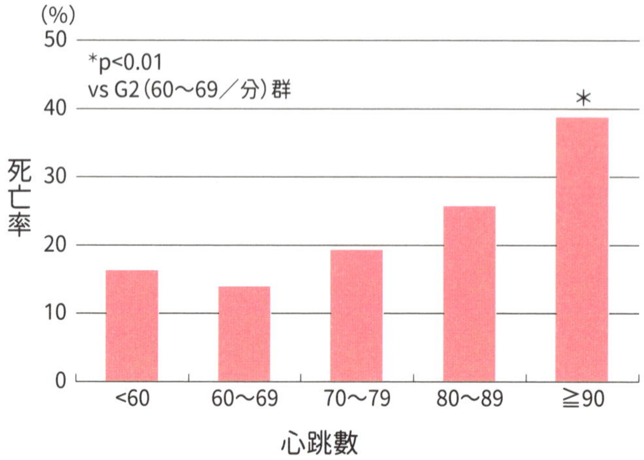

※於1977年接受健康檢查的40～64歲男性，追蹤期間達18年。
（出處）
《從流行病學中學習：心跳數與心血管疾病》東京醫科大學　山科章　於福岡縣主丸町從心跳數看死亡率

在岩手縣花卷市舉行的**「大迫研究」是一項非常知名的研究**，在這項研究中，將受測者分成收縮壓135mmHg以上、未滿135mmHg、心跳數70／分以上及未滿70／分這4組進行追蹤調查。

調查結果請見下方圖表。

心跳數70／分以上的人，死亡風險比未滿70／分的人來得高，而且與血壓毫無關聯。而收縮壓未滿135mmHg的人，**若心跳數為70／分以上，則死亡率是心跳數未滿70／分的2．16倍**；收縮壓為135mmHg以上的人，若心

▶ 從「大迫研究」中看「心跳數」、「血壓」與壽命的關聯

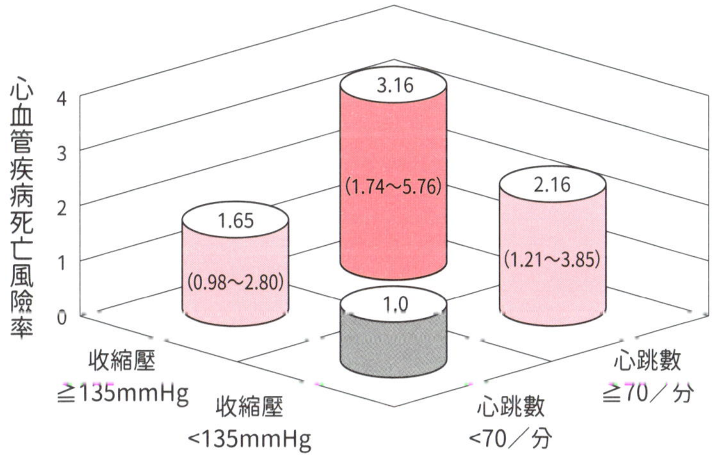

（出處）
《從流行病學中學習：心跳數與心血管疾病》東京醫科大學　山科章　在「大迫研究」中從家庭血壓與心跳數看心血管疾病死亡風險

跳數為70／分以上，則死亡率是心跳數未滿70／分的1.9倍（3・16約為1・65的1.9倍）

看完這項研究結果，大家應該都能了解到**若想延長壽命，「過著不讓心跳數過高的生活」有多麼重要了**。

不讓血壓、心跳數上升的「3個重點」

究竟要怎麼做，才能**避免讓血壓、心跳數產生不必要的上升**呢？關鍵就在於**下列三項**。

❶在日常生活中就要意識到血壓、心跳數

首先，最重要的就是**「在日常生活中意識到血壓、心跳數」**。

掌握自己在每天的生活中會因為什麼事導致血壓與心跳數無謂地上升，凡事多為心臟著想。在接下來的章節中，我會針對這一點介紹得更加具體。

❷別讓交感神經過度緊繃

再來是「**別讓交感神經過度緊繃**」。正如我在前面的章節中也曾提及，當我們感受到壓力、使交感神經緊繃時，心跳數就會增加，血壓也會跟著上升。

不僅是壓力而已，煩躁不安、生氣、驚嚇等狀態也會使交感神經變得緊繃。

除此之外，當我們泡進熱水澡、突然移動到溫差大的場所、失眠、吸菸等，這些生活習慣也都與血壓、心跳數有密切的關連。

❸適度運動

第三項則是「**適度運動**」。

其實運動也有分為「對心臟好的運動」及「不利於心臟的運動」。

對心臟好的運動不會帶給心臟太多負荷，而且只要持續運動，還能幫助養成心跳數不易增加起伏的體質。關於運動方面的注意事項，我將會在之後的章節中詳述。

Dr. 池谷
畫重點！

6

經常煩躁不安、慌張匆忙的個性也會縮短壽命。在日常生活中就要意識到避免讓血壓、心跳數上升的「3個重點」！

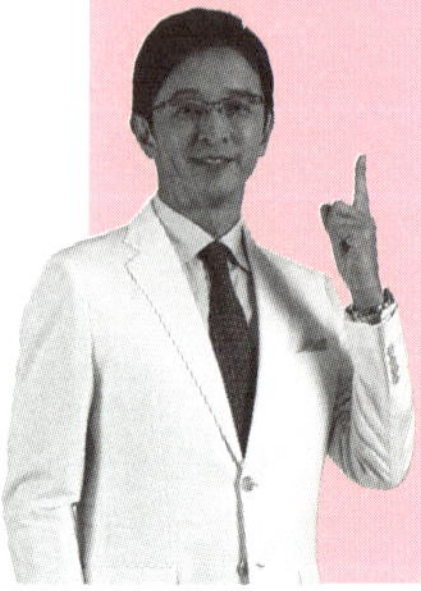

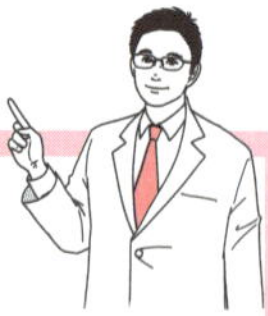

Dr. 池谷
的重點建議

檢測看看「安靜心率」吧！

了解自己「安靜心率」也是非常重要的一環。

應該有很多人**儘管知道自己的血壓，卻一點也不在意自己的「心跳數」**吧！

不過，就如同我前面提及，**「安靜心率」不僅是非常重要的生命徵象，也是健康的基礎指標**。請大家平時就要養成習慣確認自己的血壓及「安靜心率」。

我在第52頁的專欄中也有提到，大家可以認定**「心跳數幾乎等同於脈搏」**，因此在家裡也可以立刻測量。

現在就趕緊來測量看看吧！

請坐下保持放鬆的狀態，將三根手指放在手腕或頸部等**可以感受到脈搏的位置，計時1分鐘，數數看脈搏跳動的次數**。

此外，家用血壓計當然也可以用來測量脈搏，或是配戴Apple Watch等智慧手錶裝置來測量脈搏也是不錯的選擇。

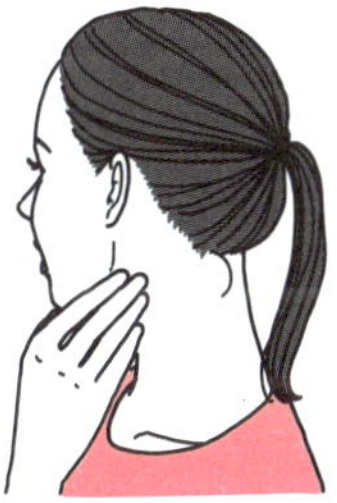

測量頸部時要將手指
放在耳朵下方的位置

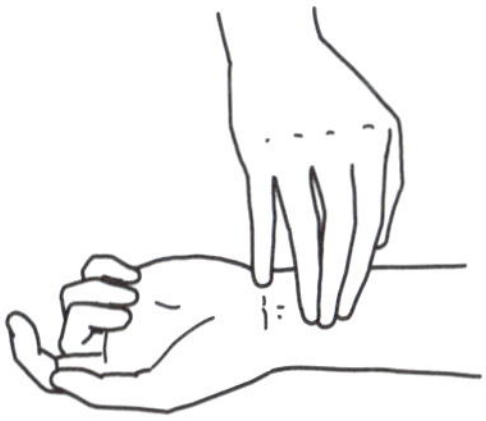

一定要用三根手指測量
測量手腕時要放在大拇指下方

MEMO

第2章

保養心臟就從「重新檢視生活習慣」開始做起！

對心臟好的「早、中、晚、夜」正確度過方式，掌握「好行爲、壞行爲」！

在本章中請大家一起來看看，若想**維護「心臟健康」，一整天究竟該如何度過呢**？

對心臟好的「早晨度過方式」

早晨是「副交感神經」與「交感神經」切換作用的時間。

此時，「處於放鬆模式的副交感神經」會退居幕後，「負責活動的交感神經」則會變得越來越活躍，因此心跳數會隨之增加，**血壓也跟著上升**。因此，**早晨是很容易帶給心臟多餘負荷的時段**。

而且**早晨這段時間也很容易讓負責滋養心臟的冠狀動脈受到損傷**，所以「早晨的度過方式」對「心臟健康」可說是非常重要。

＋對心臟好的「早晨度過方式」

① 起床、洗臉……平時不以為意的行為，都會使血壓與心跳數急速上升！

首先，建議大家早晨要**盡量在固定的時間起床**。因為**規律的起床時間對於調整生理時鐘是非常重要的一環**。

每天隨著起床而重新調整的生理時鐘，不僅從白天的整體狀態、到夜晚的睡眠都一手操控，也同時掌握著「心臟健康」的關鍵。

不過，請大家不要使用會突然發出超大音量的鬧鐘，讓自己從睡夢中突然驚醒。

因為這樣會讓**「交感神經」瞬間變得緊繃**，使心跳狂跳、血壓也會急速上升……這絕對是最糟糕的起床方式。

請大家設置鬧鐘時盡量調整為柔和的音樂，並採用一開始從較

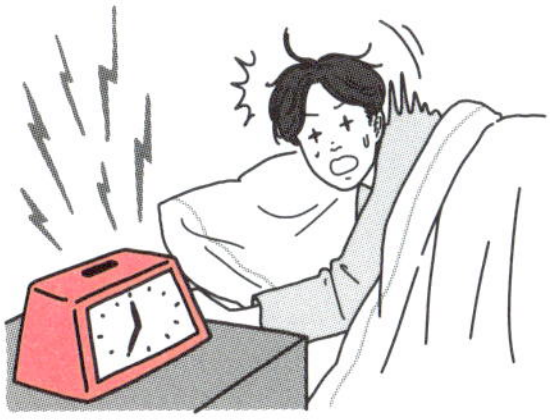

小的音量開始、再慢慢變得比較大聲的**「漸進式鬧鐘」**。要叫醒家人或伴侶時，也要以飽含愛意的方式柔和地喚醒對方。

接著，如果一起床就立刻跳出被窩，也會使血壓急速上升、心跳加快。請大家在起床時**慢慢離開床鋪就好**。

尤其是在寒冷的早晨，一邊發抖一邊離開被窩後，為了讓自己清醒一點還用冰水洗臉……這也是萬萬不可。因為這樣會使心跳數、血壓急速上升，對心臟造成多餘的負荷。

建議大家在**冬季還是要用溫水洗臉**會比較好。

✚ 對心臟好的「早晨度過方式」

2 忍耐不上廁所很不利於心臟！中老年人長時間過度用力非常危險

你是否在早晨的上廁所時間，曾因為便祕或擔心時間不夠而卯足全勁用力呢？**過度用力**

其實也對心臟非常不好。

尤其是憋住呼吸的長時間用力，對中老年人更是危險。

雖然有些人會說「不用力就上不出來」，但事實上如果非得要很用力才能順利排便，這樣的腸道並不健康。

應該先從**改善腸道環境**開始著手，有需要時也可以積極考慮服用瀉藥。

此外，憋尿也可能會使血壓上升40～50mmHg。**忍耐不上廁所也會對心臟帶來負面的影響**。

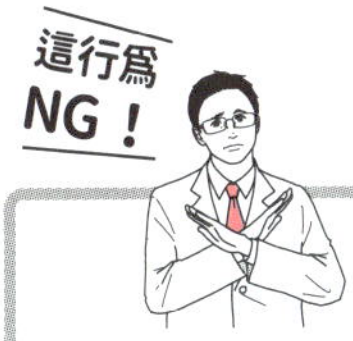

不規律的起床時間、大音量的鬧鐘、
冬季用冰水洗臉、
在廁所過度用力、忍耐不上廁所

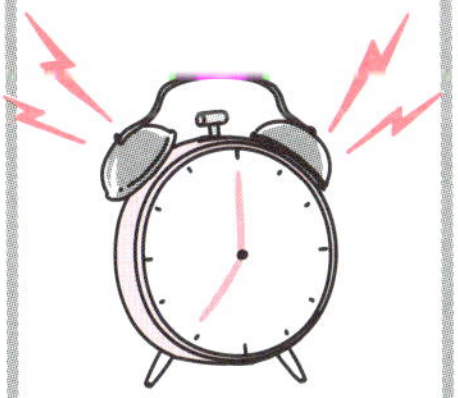

3 乍看之下很健康的「晨間慢跑」也需多留意

有些人可能有一大早起床後，就去慢跑的習慣。不過，這對中老年人而言並不是完全無害。

早晨進行高強度運動，會使心跳、血壓都急速上升，對心臟造成負荷。即便是「輕鬆的慢跑」也是一樣，因為慢跑本身就是相當激烈的運動。

如果是**悠閒步行或帶狗狗散步則沒問題**。我自己每天早上也都會帶兩隻狗狗去散步，這是我的例行公事。

如果無論如何都想在早晨跑步，建議**一開始先從走路開始，再慢慢加快步伐會比較好**。

即便如此，**也請避免在起床後一小時內慢跑**。

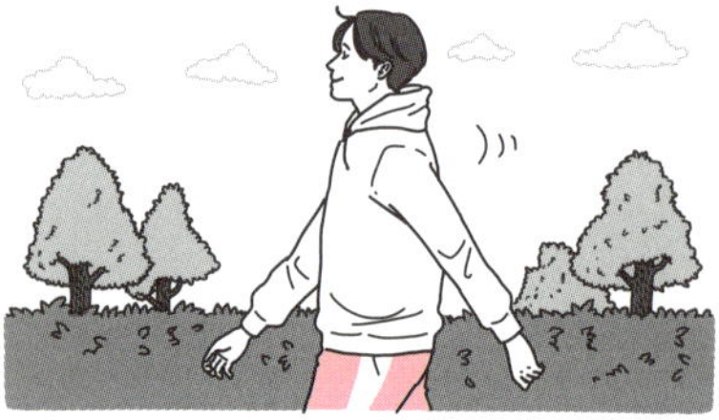

此外，空腹運動會導致身體脫水、容易產生血栓，請務必留意要在**吃過早餐後，或補充水分過再開始運動。**

這行爲 NG！

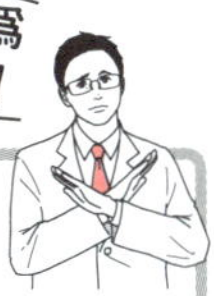

✕

起床後一小時內就慢跑、進行激烈運動

這行爲 OK！

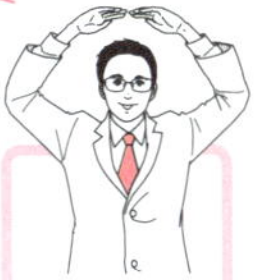

○

吃過早餐後、補充水分後再悠閒步行、帶狗散步

4 「早晨洗澡」會使身體變冷，萬萬不可！

有些人可能會有早上泡澡、淋浴的習慣，但其實這也會對心臟造成壓力，請大家千萬要多留意。

冬季早晨的更衣處、浴室裡非常寒冷，會造成血壓上升。在寒冷的環境下脫完衣服後，又立刻泡入熱水裡，身體肌肉的收縮與泡澡水的熱度都會帶來刺激，使血壓再次急速上升。

另一方面，雖然炎熱的夏季會讓人很想沖冷水澡，不過**無論是哪一個季節，寒冷帶來的刺激都很容易讓血壓急速上升**，千萬要多留意。

入浴的方式我會在「就寢前的度過方式」中一併詳細說明，**隨著入浴方式不同，對「心臟健康」也各有利弊**，也請大家多加留意。

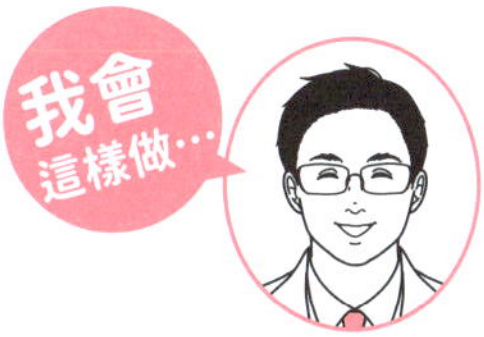

假日早上也在同樣時間起床，調整「生理時鐘」

到了**假日早上，究竟是要補眠比較好、還是與平時同樣時間起床比較好呢？**

以我自己為例，就算遇上休診日，我也會盡量在與平時同樣的時間起床。

如同前面的章節所述，即使是假日也要在固定的時間起床，才能調整「生理時鐘」。

如果是已經早早醒來，只是還待在棉被裡賴床則沒關係。**只要在固定的時間起床，就可以調整生理時鐘**。

雖然如此，我想一定還是有些人因為平日真的睡眠不足，「到了週末就想要大睡特睡、好好補眠」。

其實關於這方面的說法眾說紛紜，有人主張「**補眠反而對身體不好**」，也有人主張「**補眠也無妨，最重要的是要擁有充足的睡眠時間**」，目前還沒有確切的定論。

不過無論是否要補眠，只要自己能在白天保有舒服有精神的狀態就好。

萬一在禮拜天睡到下午，到了晚上反而夜不成眠，導致下一週的睡眠時間變得更不規律……希望大家可以盡量避免發生這種情況。

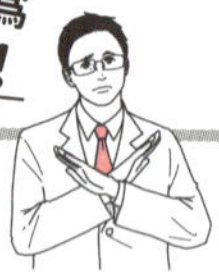

✕

冬天早上洗澡、夏天早上淋浴

假日打亂睡眠的規律

Dr. 池谷
畫重點！

7

「起床」、「洗臉」、「上廁所」、「早上洗澡」危機四伏？

乍看之下很健康的「早晨慢跑」也要多加留意。

起床一小時內不可激烈運動！

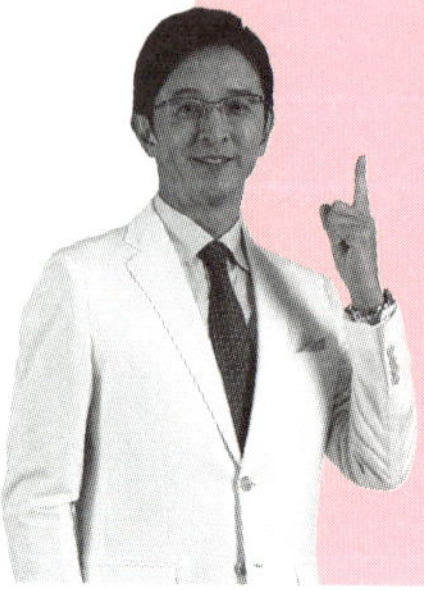

5 「早餐」很重要！對心臟好的簡單省時「經典早餐」

吃早餐對「心臟健康」也很重要，這點在之後的章節中我也會詳細說明。

儘管如此，應該有很多人都因為早上時間很趕，沒辦法太花心思準備早餐。

不過，其實簡單的早餐就夠了，請大家在早餐確實補充人體**容易不足的維生素、礦物質、膳食纖維及蛋白質吧！**

有代謝症候群、或擔心血糖值的人，最好選擇「低醣早餐」。

早餐請避免「只吃飯糰」、「只吃麵包」，可以再加一瓶蔬果汁，或是吃納豆配飯，再附上一碗加了豆腐及蛋的味噌湯，就再好不過了。此外，麥片搭配優格、牛奶的組合也是不錯的早餐選項之一。

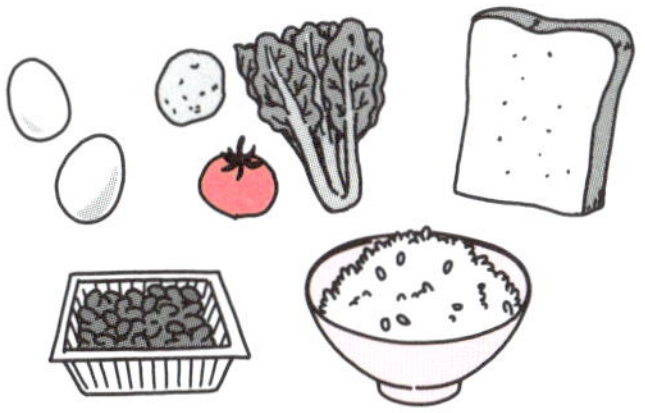

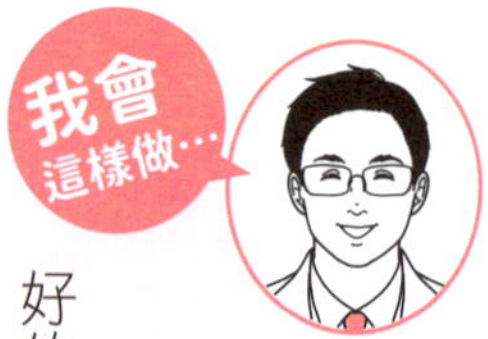

池谷流「簡單×省時的早餐」

在我家，每天早晨過得也都像是與時間的拔河一樣，早餐都是選擇可以快速準備好的餐點。

我家最近常吃的招牌早餐就是這三種：

★池谷家特製蔬果汁

★黃豆脆片配優格、或是納豆配飯與味噌湯

★黑咖啡

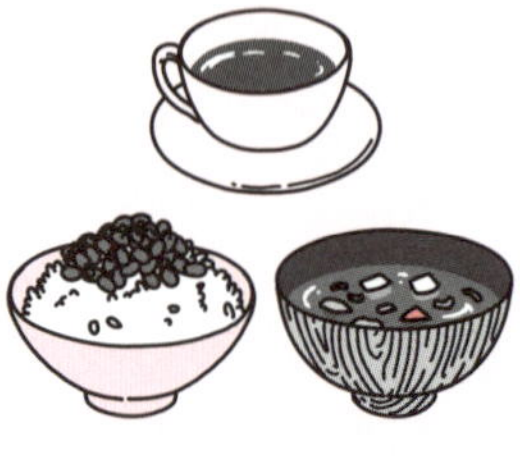

「池谷家特製蔬果汁」是將當季蔬菜或水果放入慢磨蔬果機中榨汁，再加入少許檸檬，最後滴入1小匙頂級初榨橄欖油即完成。

「黃豆脆片配優格」則是將第274頁介紹的「黃豆脆片」加入優格一起享用的吃法。

我偶爾也會用「蒸黃豆」來取代「黃豆脆片」，因為比起流質食物，在早餐中加入一些需要咀嚼的食材，更能帶來飽足感。

此外，近年來我也很喜歡吃日式早餐，例如飯少一點的納豆配飯再配上味噌湯。這種日式早餐的好處是準備起來很迅速，而且還能輕易**攝取到維生素、礦物質、膳食纖維、蛋白質等平時容易不足的營養素，不僅如此更是低醣、低熱量的早餐。**

上述這些早餐都不會使血糖急速上升（或急速下降），不容易讓人感覺飢餓也是優點之一。

Dr. 池谷
畫重點！

8

吃早餐對「心臟健康」也很重要！找出對自己而言簡單×省時×對心臟好的「招牌早餐」吧！

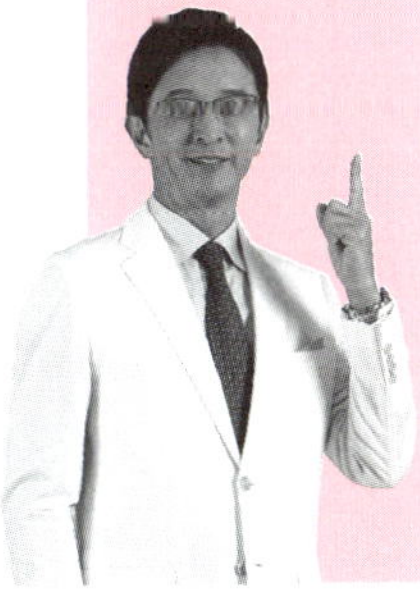

6 從容出門上班。在時間上預留餘裕對「心臟健康」也很重要

你是否也有這樣的經驗呢？吃完早餐後瞄了一眼時鐘，才驚覺「糟糕！要遲到了！」於是匆匆忙忙衝出家門，一路跑到捷運站或公車站，再兩步做一步地飛奔上樓梯，衝進車廂內……

相信大家現在已經都知道，這麼做會使血壓上升、心跳數也會大幅增加。

有很多病患都是在早上通勤途中心臟病發作，事實上，就連我的恩師也是在趕往搭車的路上急性心肌梗塞發作，從此離開人世。

要是年輕人可能還好，中老年人絕對不可以再過著這樣匆忙趕路的生活。

千萬不要在手忙腳亂之中衝出家門，不妨早一點起來，讓自己從容地走出家門非常重要。

此外，通勤時車廂擠滿了人，也需要多加留意。為了抵擋晃動擁擠的車廂，通常都會需要拚命使力站穩，遇到推擠時更會讓人心情煩躁不已，這麼一來就會使血壓與心跳數無謂地上升。

搭乘擠滿了人的車廂，無論是精神上或肉體上都會形成壓力，但還是希望大家在搭乘時可以盡量降低「交感神經的緊繃」。

例如在搭車時握好扶桿或吊環，讓雙腳一前一後站立。當車廂產生搖晃時，不要試圖抵擋搖晃，而是讓自己配合車廂的擺動幅度，將身體前後左右隨著車廂一起搖晃。藉由這些動作，便能減輕身體的出力，還能活動小腿肌肉。

運動小腿不僅可以達到按摩下肢血管的功效，還可以連帶改善血液循環。

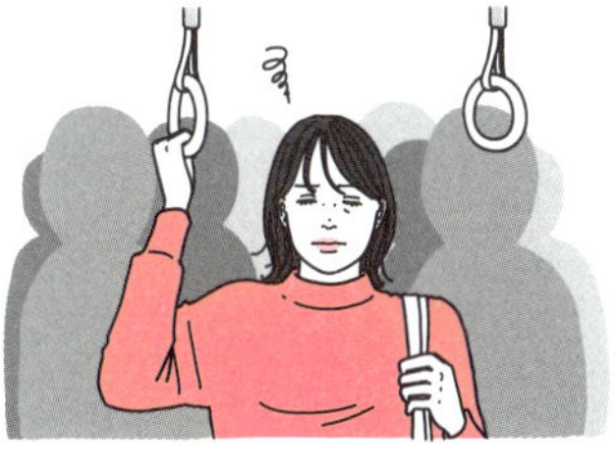

另外，當別人推擠到自己時，也請大家參考第6章將介紹的池谷式「怒氣管理法」，讓自己的心情沉澱下來，保護我們最重要的心臟吧！

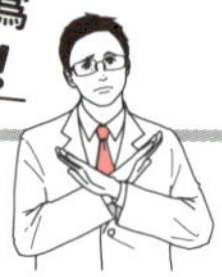

✕ 急急忙忙衝進車廂
在爆滿車廂中使力站穩、心情煩躁不已

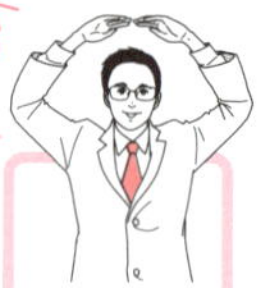

○ 在車廂中做能促進血流的運動！

＋對心臟好的「早上度過方式」

7 花點心思減少「開車」對心臟的負荷

應該也有很多人平時是開車通勤吧！

希望大家要知道，**其實開車也跟「心臟健康」大有關聯**。

首先，**硬要超車、開快車都會使血壓與心跳數上升，對心臟造成負荷**。

其實**光是開車就很容易讓人血壓、心跳數上升了**。實際上我周遭也有人是在開車時發生心肌梗塞。

看到有人超自己的車，大多數男性都會立刻變得怒氣沖沖，甚至有人會想要立刻還以顏色，心想：「我也要超車回去！」

當自己被超車時，希望大家可以換個角度思考，**「剛剛那個人的心跳數一定很快，真是可憐……」**讓自己更從容一點為對方著想吧！

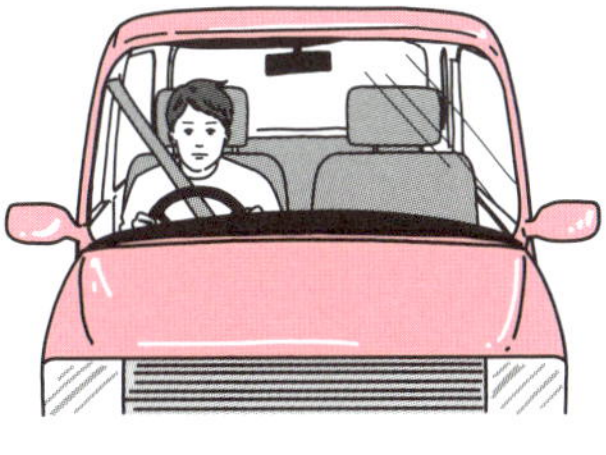

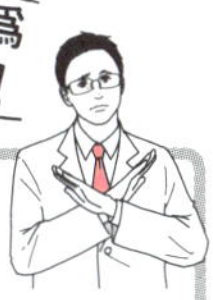

這行爲NG！

✕ **開車時硬要超車**

8 在家遠距工作最重要的是「張弛有度」！「適度的緊張與緩和」能守護「心臟健康」

近年來，在家遠距工作的人也越來越多了。在家裡工作跟出門上班不同，上班與下班的界線幾乎消失，很有可能幾乎一整天都在工作，因此讓自己**維持「張弛有度」非常重要**。

唯有**保持適度的緊張感，工作結束後才能感受到放鬆**，而且這也有助於調整生理時鐘。

因此，**「適度的緊張與緩和」能守護「心臟健康」**。

首先，**要開始工作時，請先打理好自己的服裝儀容**。即使沒有去公司上班，也要把晚上睡得毛躁亂翹的頭髮整理好，洗臉刷牙整理儀容，換掉睡衣或家居服，穿上整齊體面的服裝吧！換好衣服後，請在鏡子前對自己露出一個笑容，接下來再正式開始工作。

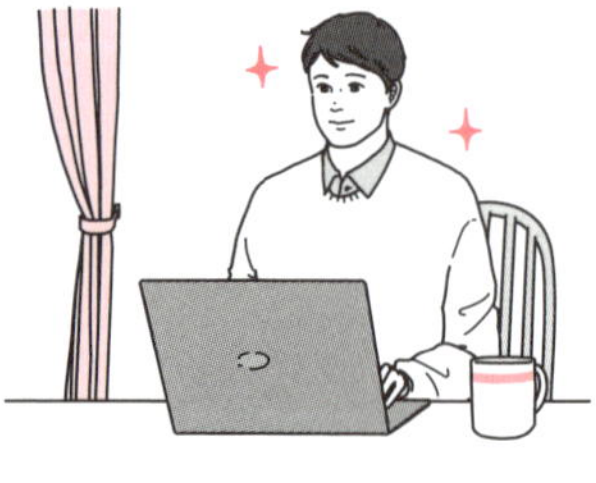

工作中保有適度的緊張感，不僅能提升工作效率，也有助於穩定自律神經。

午休或工作結束後，不妨做點體操、或去散散步，稍微活動身體後再休息，更能改善自律神經的平衡。

這行爲OK！

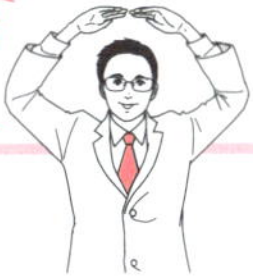

○

在家遠端工作也要打理好服裝儀容

休息時稍微活動身體

Dr. 池谷畫重點！

9

在時間與心靈上擁有「從容感」，同時也要「張弛有度」！「適度的緊張與緩和」能穩定自律神經，維護「心臟健康」！

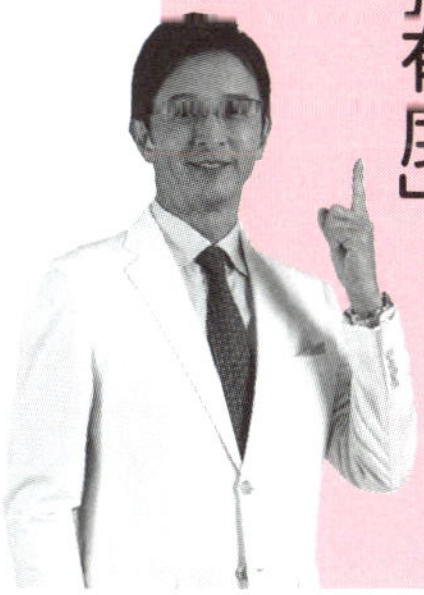

對心臟好的「午休度過方式」

9 適度放鬆讓心臟獲得休息的「午休時間運用法」

午休時間可說是兵荒馬亂的白天內，唯一可以讓人好好喘口氣的時間。

在這段時間內，請讓一直維持在緊繃狀態的**「交感神經」好好舒緩下來，盡量讓自己獲得放鬆，才能讓「心臟能夠休息」**。

另一方面，腸胃則是要靠「副交感神經」才能好好運作，因此若是一直處於「交感神經優先運作」的狀態下，腸胃功能就會變差。

所以，**一邊盯著電腦、一邊匆忙地將食物塞進嘴裡……這種飲食方式**非常不利於身體消化吸收。

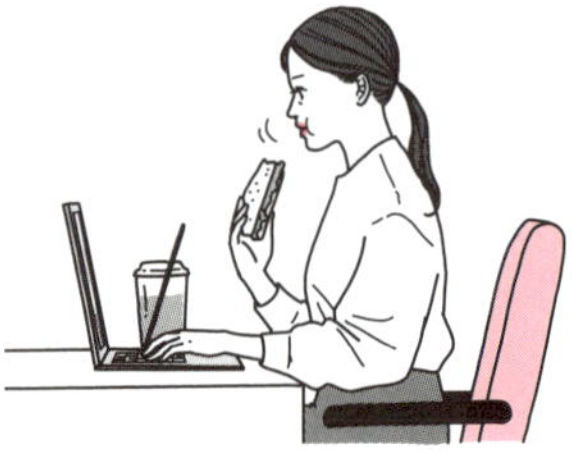

而午餐的重點則在於「減鹽」，才能在填飽肚子的同時，又不至於引起「用餐後高血糖」的問題。因為**多餘的鹽分會使血液中的水分增加，對心臟造成負荷**。

尤其是患有高血壓、腎臟病、心臟疾病的人，控制鹽分攝取更是至關緊要。

此外，有很多人都表示「吃完午餐後會變得很想睡」，就算沒有真的睡著，應該也有些人會不小心恍神、感覺倦怠。這樣的狀態也肯定會影響到下午的工作效率。

用餐後之所以會感到想睡，可能是因為「用餐後高血糖」所引起。

雖然引發用餐後高血糖的原因尚未有定論，但其中一種說法是「**與自律神經有關**」。當人體攝取醣分獲得飽足感後，血糖就會上升。此時「交感神經」的運作就會變得活躍。

當血糖上升時，身體就會分泌出胰島素帶走血液中的糖分，使血糖下降。接著，此時，「副交感神經」的運作就會變得活躍，讓人感受到睡意襲來。

此外，當血糖變高後，受到大量分泌的胰島素影響，血糖會急速下降，這也會讓人無法集中注意力。

「用餐後高血糖」不僅是糖尿病的前哨站，也會直接對血管造成損傷，絕對是造成動脈硬化、引發心臟病的危險因子。

為了預防「用餐後高血糖」，最重要的就是不要攝取太多醣分與碳水化合物。

到了中午，大家都會很想大吃豬排蓋飯、拉麵等澱粉滿滿的餐點，那就花點心思減少醣分的攝取吧！

舉例來說，點餐時**不要只點烏龍麵或蓋飯這種「整碗都是飯或麵」的餐點，而是改點烤魚定食等套餐，飯的分量只點一半，或改吃沙拉當午餐**會比較好。

最近在一些連鎖日式餐廳中，也推出了所謂的「**減醣餐點**」，利用蔬菜或豆腐來取代白飯，大家不妨選擇這類型餐點當作午餐。

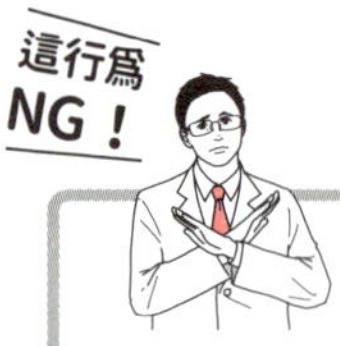

✕

一邊工作、一邊匆忙用餐
滿滿碳水化合物與醣分的午餐

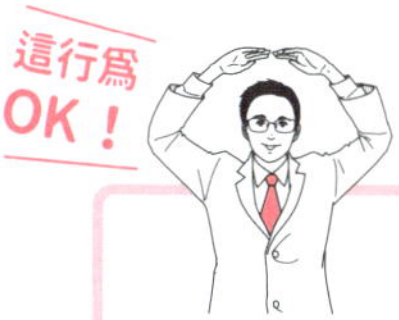

時間短暫也無妨，記得讓自己好好放鬆
澱粉量減半、或改吃沙拉當午餐

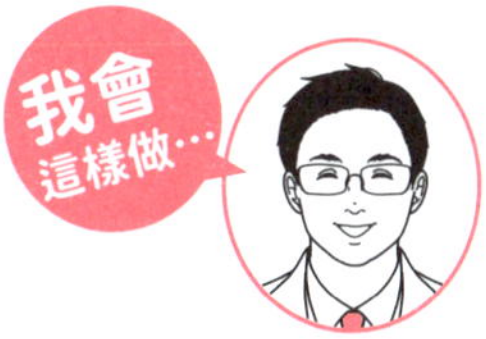

簡單又健康的「省時減醣午餐」

我自己平時在享用午餐時，也會留意「**減醣**」的問題。

由於時間的關係，我的午餐幾乎都是在便利商店解決。

大家可能會很驚訝：「便利商店裡也吃得到健康的餐點嗎？」不過最近的便利商店其實販售非常多健康的食材。

我最常吃的是「**沙拉**（**蔬菜**）＋肉、**魚或豆類等蛋白質**」的組合。

蛋白質可以選擇**蒸雞肉**、**薑燒豬肉**、**即食雞胸肉**、**烤魚**等即食熟菜，而且最近便利商店的食物真的美味到令人大吃一驚。

而沙拉也要盡量選擇**內含鮪魚、水煮蛋、豆腐等蛋白質**的種類。我也會自己再另外**加入起司或蒸黃豆**搭配沙拉一起食用。若是冬季，我有時候也會選擇蔬菜湯來取代沙拉。

像這樣用「蔬菜＋蛋白質」當作午餐，就不會使自律神經產生劇烈的變化，**我幾乎不曾出現下午想睡的情形**。

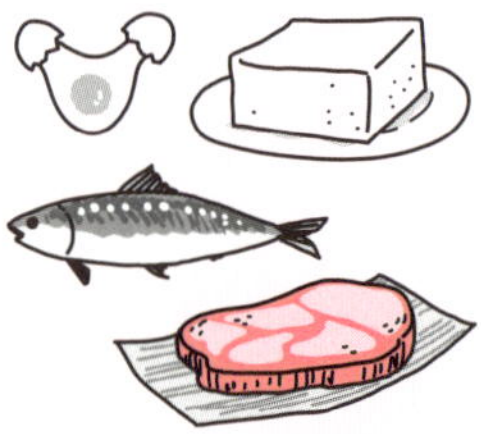

✚ 對心臟好的「午休度過方式」

10 用餐時細嚼慢嚥，能提升「大腦血液循環」！

用餐時最重要的是「細嚼慢嚥」，這並不只限於午餐而已。由於**「咀嚼」可以刺激飽食中樞**，只要適量的飲食就能讓人感覺到自己已經「吃飽了」。

用餐時若是沒有細嚼慢嚥，只是匆匆塞進肚子裡，就必須等到已經大吃一頓之後，飽食中樞才終於發出「吃飽了」的訊號。

此外，我們現在也已經得知，**細嚼慢嚥能抑制用餐後的血糖上升，而且還能提升「大腦血液循環」**。

Dr. 池谷畫重點！

10

中午也要讓「心臟」獲得休息。
絕對不可以邊看電腦邊用餐。
用餐時細嚼慢嚥，還能提升「大腦血液循環」！

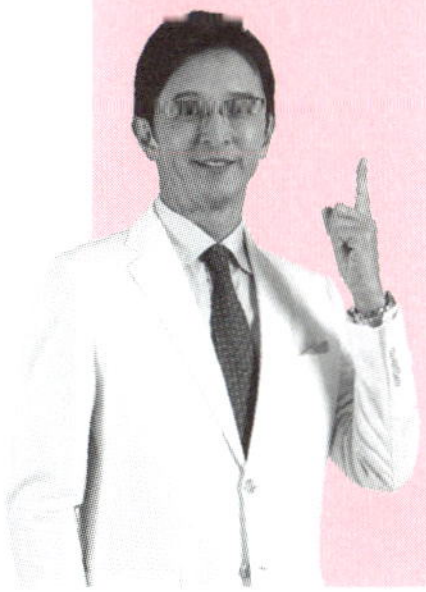

11 午餐後，盡量在30分鐘內稍微活動身體

用完午餐後，如果可以請盡量外出散步。

尤其是在家遠端工作的人，若是沒有特別意識到要出門，很可能會變得一整天都一直待在家裡。

用餐後30分鐘內稍微散散步，就能帶來很顯著的功效。為什麼要在30分鐘內呢？**因為用餐後30分鐘內就是血糖最容易上升的時段。**

如果真的無法出門，在**室內做些運動**也是不錯的方法。不妨參考我構思的「殭屍體操」（請參考第213頁），或上YouTube等影片網站搜尋在室內可以做的運動，在用餐後適度活動身體。

在我的官方YouTube頻道中也介紹了許多種運動，如果大家有興趣不妨上去看看。

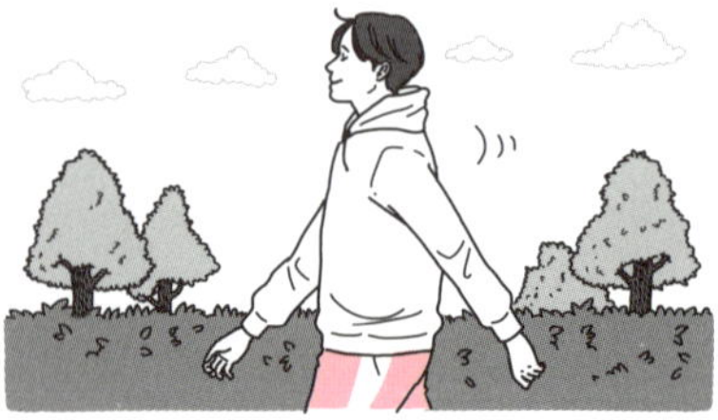

池谷敏郎
Official Channel

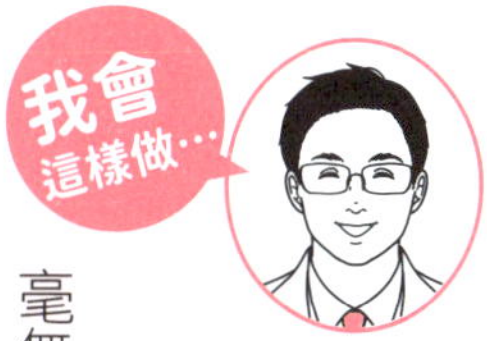

在下午2～6點的黃金時段「攝取醣分」

以我自己為例，除了休診日外，每天都從一早開始就必須為一個接一個的患者看診，毫無喘息空間。只有等到上午的診療結束、下午的診療開始前，才有短短的休息時間。

用完午餐後，在開始下午的診療前，我會喝**一杯黑咖啡再搭配少許甜點，這是我最大的樂趣**。我本來就很熱愛甜食，雖然平時也會喝酒，不過甜點還是我的最愛。

於是，我認真思考過該如何享用甜食才不會變胖，我決定將下午開始診療前的這段時間，訂為我的點心時間。

因為畢竟是在午餐後，已經吃過正餐了，所以在這個時間也吃不了太多甜點，而且還是**在大白天，就算真的吃了太多甜食，也可以在夜晚來臨前增加運動量，抵銷掉多餘的熱量**。

而且根據動物實驗得知，**下午2點到6點這段期間，可能是一整天中最不容易囤積脂肪的時段**，這點也讓人備感安心。

再加上與甜點搭配的黑咖啡，還能藉由咖啡因的功效幫助燃燒脂肪。

至於甜點的部分，無論是日式或西式甜點我都很喜歡，不過我最常吃的還是巧克力。**因為巧克力中含有具抗氧化功效的「可可多酚」、以及對心臟也很好的明星成分「GABA」**。

在本書最後的「特別附錄」中也有介紹到我很喜歡的「香蕉巧克力」（第266頁），推薦給大家！

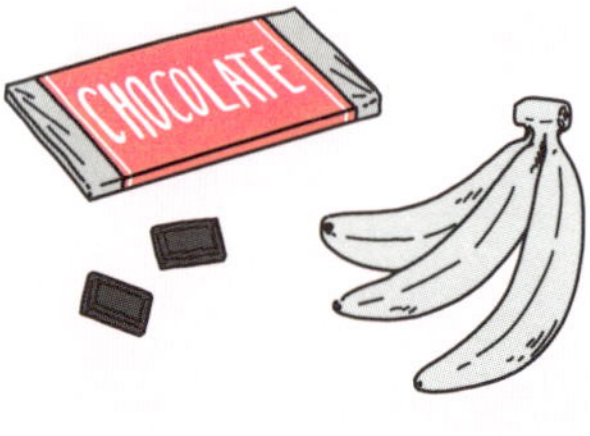

✚ 對心臟好的「下午度過方式」

12 15分鐘左右最恰當！減輕心臟負荷的「午睡法」

受到**「晝夜節律（Circadian Rhythm）」**的影響，人類只要起床一段時間後就會感到想睡，這與血糖值的波動沒有關聯。所以，**用過午餐後若是覺得想睡，稍微睡一下午覺也無妨**。

如果是在家遠距工作的人，就更方便睡午覺了。只不過請大家一定要留意睡午覺的時間長度，**最多要控制在15分鐘左右**。

因為若是睡超過15分鐘，就會進入真正的睡眠，導致「晝夜節律」紊亂，到了晚上可能會變得很難入睡、或是無法熟睡。這麼一來，隔天的「交感神經」就會變得更活躍，使心跳數與血壓上升。所以，**午覺長度最好要控制在15分鐘左右**。

由於**極短時間的睡眠可以稍微鎮靜「交感神經」，建議在午休時將自己調整為放鬆的狀態後，再開始進入下午的工作**。

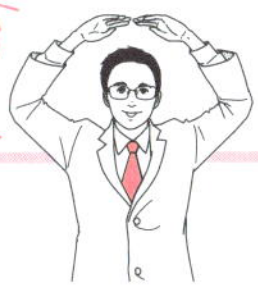

這行為OK！

○

用餐時細嚼慢嚥

用餐後30分鐘以內去散散步、再午睡15分鐘

Dr. 池谷畫重點！

11

「用餐後30分鐘內散步」可抑制血糖上升！午覺睡「15分鐘左右」最有效，也不至於破壞「晝夜節律」。

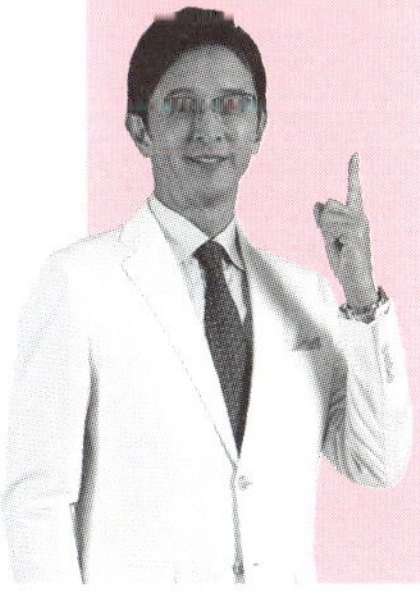

13 煩躁不安是大忌！短暫也無妨，創造讓自己可以放鬆的時間，好好喘口氣

在工作時難免會感到緊張、煩躁，有時候還會火冒三丈或備感雀躍，許多時刻都容易讓心跳數上升。相信不少人應該都曾有過要趕著完成當天的待辦事項，而感到焦慮慌張、心臟怦怦跳的經驗吧！更不用說是因為下屬、主管、同事的言行而怒火中燒、大聲怒罵了。

當自己意識到**「啊！剛剛心跳好像很快」的時候，請盡量刻意讓自己休息一下，放鬆情緒**。若是勉強壓抑自己的感受，也會造成心臟的負荷，因此最重要的是讓自己轉換心情、抒解壓力。

若能在辦公環境中，**準備一個可以讓自己好好放鬆抒壓的物品**也不錯。例如自己喜歡的花草茶、可以在辦公桌上輕鬆使用的按摩器具，或者是做一點在第5章中介紹的**簡單體操或伸展**，都是不錯的選擇。

相信大家每天白天都因為工作或家事而忙碌不已。要是長時間久坐、煩躁不安，都是很不利於「心臟健康」的情況，希望大家可以**花點心思讓自己保有從容感，好好撫慰心臟**。

即使短暫也無妨，最重要的是要製造一段讓自己可以放鬆的時間。

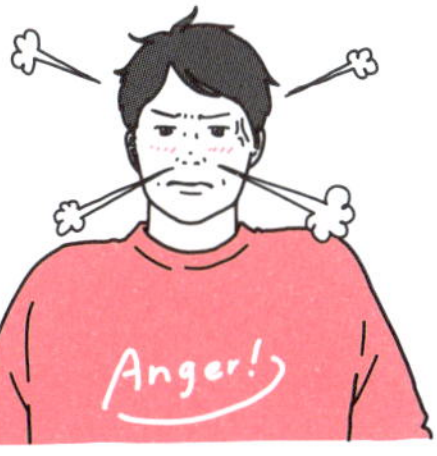

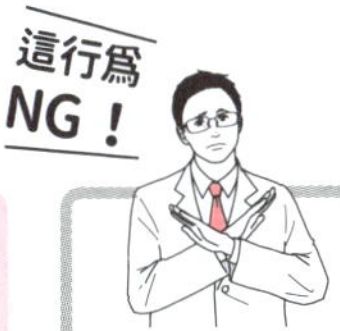

×

煩躁不安、大聲斥責怒罵

一味忍耐

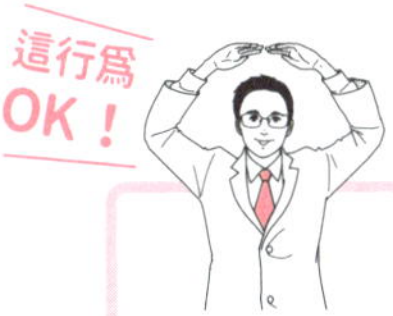

○

享用喜歡的花草茶，讓自己獲得放鬆

做點簡單的體操或伸展

14 絕對禁止抽菸！抽菸會促進動脈硬化、傷害血管！

香菸中含有「約五三〇〇種化學物質」與「超過七〇種致癌物質」，這些不好的物質被人體吸收後，會隨著血液流向身體每個角落，對血管造成極壞的影響。

而且**吸菸還會讓「交感神經」變得更活躍，使心跳數及血壓上升**。同時吸菸也會令血管**收縮，使「血液循環」變差**。再加上香菸中含有的一氧化碳，更會使身體**暫時呈現缺氧狀態**。

不僅如此，吸菸還會**導致血栓發生，也是引發心肌梗塞的原因之一**。

而且，吸菸帶來的各種壞處還會**促進動脈硬化、使血管受到損傷**。

倫敦大學學院的哈克蕭（Allan Hackshaw）教授最近的研究中也證實，即使**一天只抽1根菸，也會大幅提升罹患心血管疾病的風險**。

為了健康著想，禁菸是最基本的前提。請大家千萬別忘了，吸菸也會為周遭旁人帶來極大的壓力！

15 「長時間久坐」會提升心血管疾病風險，絕對要避免！

雖然待在辦公桌前工作的人，總是難以避免長時間久坐，不過**長時間久坐卻會使血液循環變差、提升罹患心血管疾病的風險**。澳洲的調查結果中顯示，**比起一天坐不到4小時的人，一天坐超過11個小時的人死亡風險高了40%**。

為避免長時間久坐，請大家記得**經常站起來一下**。無論是去裝水也好、拿取資料也好，花點心思設法讓自己稍微離開座位活動一下吧！

此外，如果是**去上廁所，也不妨稍微繞點遠路，想辦法「盡量讓自己多走一些路」**。

若是在家遠距工作，起身上廁所時請務必要試試本書第213頁介紹的**「殭屍體操」**。雖然在公司裡上班可能不太方便以「殭屍體操」的姿勢走去廁所（如果可以請務必要試試），既然如此也可以參考本書第206頁

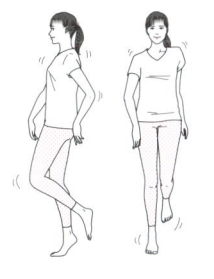

的「擺脫E.T.體操」或第216頁的「坐姿殭屍體操」等，配合自己身處的環境、聰明活用「池谷式鍛鍊法」，盡量多活動身體吧！

這行為NG！

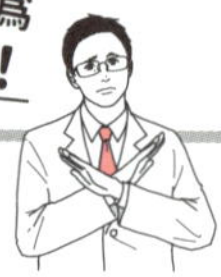

✕

- 吸菸
- 長時間久坐

這行為OK！

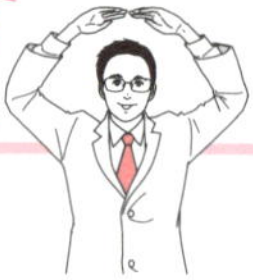

○

- 經常起身離開座位，稍微繞點遠路再回來
- 想到就做「殭屍體操」

Dr. 池谷畫重點！

12

「長時間久坐」會提升罹患心血管疾病風險，請務必避免！利用「池谷式鍛鍊法」稍微活動身體吧！

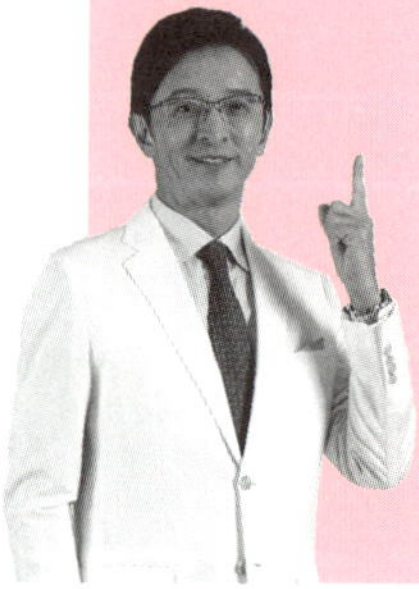

對心臟好的「傍晚～晚上度過方式」

傍晚到晚上這段時間，是身體從「交感神經」切換到「副交感神經」的時段。不然，現代人總是「交感神經」過度緊繃。

請大家一定要刻意做點努力，幫助「副交感神經」確實發揮作用。

✚ 對心臟好的「傍晚～晚上度過方式」

16 「轉換心情」非常重要！回家後就要轉換成「放鬆模式」

結束一整天辛苦的工作回到家後——就要開始製造出與工作時不一樣的氛圍，花點心思讓自己進入「放鬆模式」。

我想應該有很多人「待在家裡時還是忍不住長時間盯著電腦與手機」吧！

雖然忙完一天後，回顧起當天發生的事總會讓人覺得有點在意，不過反正再鑽牛角尖也**無濟於事，與其繼續煩惱，不如讓身體好好休息才是上策。**

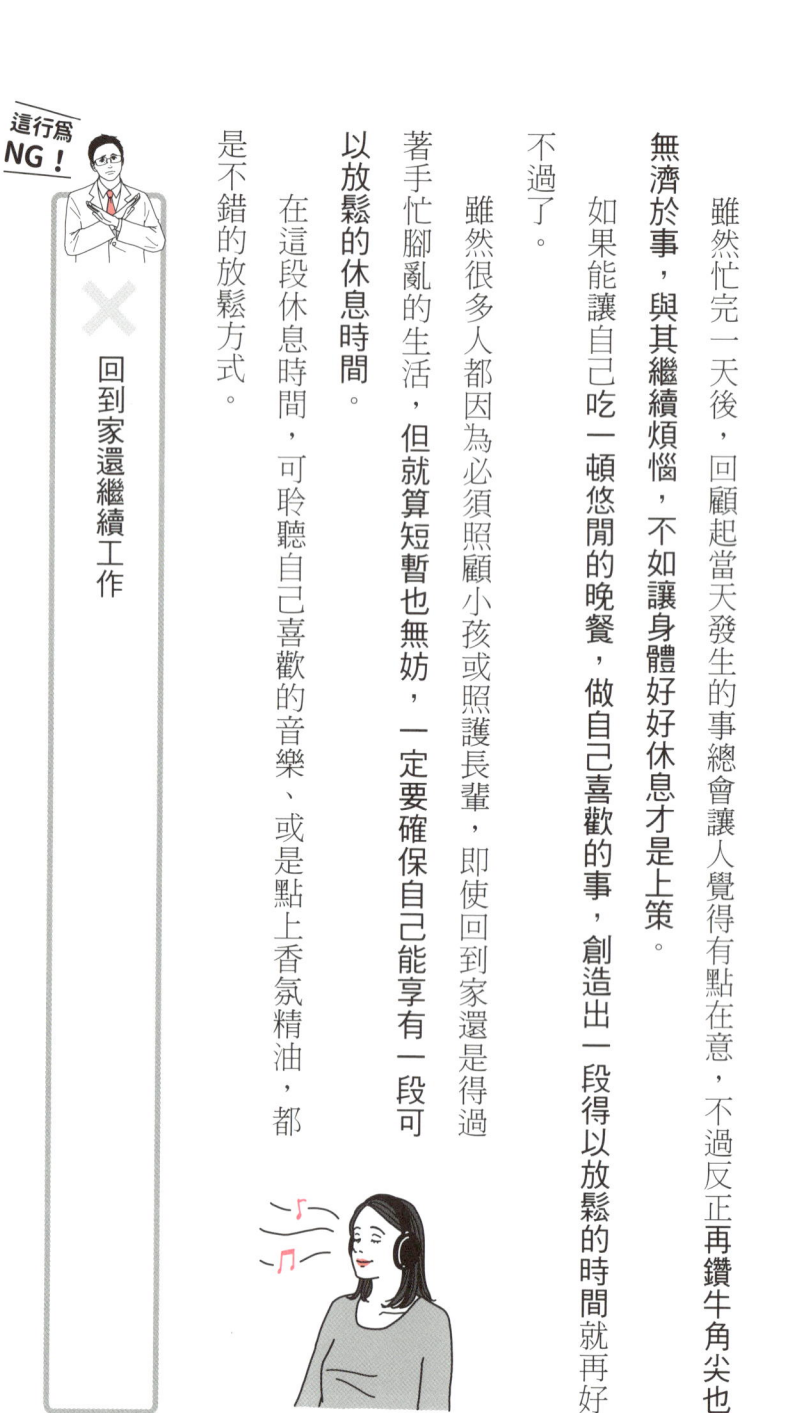

如果能讓自己**吃一頓悠閒的晚餐，做自己喜歡的事，創造出一段得以放鬆的時間**就再好不過了。

雖然很多人都因為必須照顧小孩或照護長輩，即使回到家還是得過著手忙腳亂的生活，**但就算短暫也無妨，一定要確保自己能享有一段可以放鬆的休息時間。**

在這段休息時間，可聆聽自己喜歡的音樂、或是點上香氛精油，都是不錯的放鬆方式。

這行為NG！

✕ 回到家還繼續工作

17 以魚料理與適量的酒享用一頓「對心臟有益的晚餐」

希望大家都能在**晚餐時段確實攝取營養，並盡量讓自己好好放鬆，享用美味的食物。**

如果可以，最好先回想一下當天早餐及午餐的飲食內容，在晚餐多吃點魚類或蔬菜等，補充當天不足的營養。

晚餐除了要攝取對「心臟健康」有幫助的營養素之外，嗜酒的人也可以適量飲酒，享受一頓悠閒的晚餐，這麼做便能**調整自律神經平衡，並且讓心臟獲得休息。**

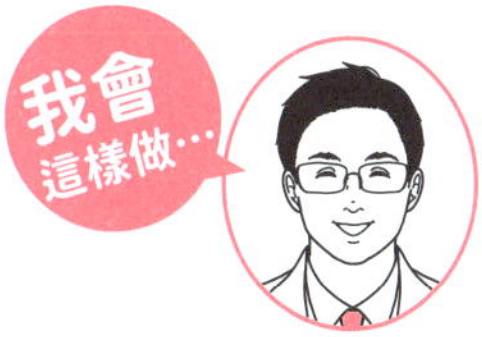

充分運用能讓料理樂趣倍增的「調理包」

在我家，晚餐一定會端上桌的就是魚料理了。

這是為了補充在早餐及午餐不容易攝取到的「DHA」及「EPA」。

在本書最後的「特別附錄」中，我有介紹一些建議的魚類吃法。我的晚餐通常會**以生魚片**、**義式涼拌生魚**、**番茄醬鯖魚**等為主，再搭配沙拉或蔬菜滿滿的湯品。同時我也會配喜歡的酒一起享用晚餐。

我家最近也經常使用宅配的「**調理包**」。

宅配調理包當中含有一餐份的食材及食譜，只要按照食譜製作就好，非常輕鬆簡便，而且營養也相當均衡。例如「印度坦都里烤雞」、「韓式烤五花肉」等平時家裡無法製作的菜色，也只要按照食譜製作就能輕鬆呈現出令人驚豔的美味。

此外，像是漢堡排與燉菜等平時家裡就會製作的料理，使用調理包便能品嚐到與平時不一樣的調味，也能帶來新鮮感。

當妻子外出不在家時，我就會自己打開這些「調理包」動手料理晚餐。

最近我也自己做了「豬肉佐香草醬」，做出來的成品時髦到就連我自己都驚嘆不

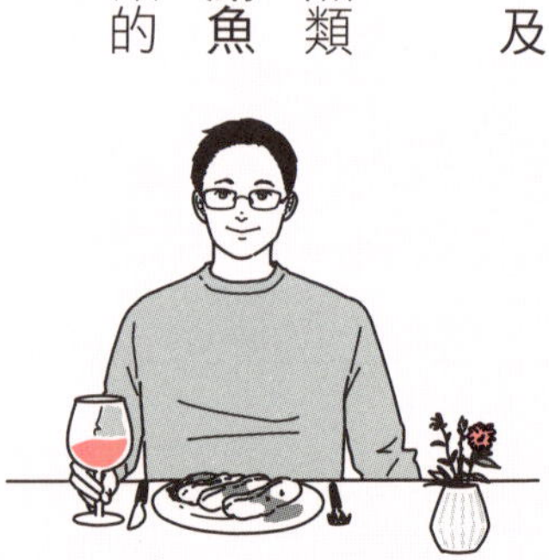

已，忍不住拍照上傳到社群網站呢！

即使是平時沒有在烹飪的人，只要有了調理包就能輕鬆製作餐點，接下來不妨也試著動手做飯給家人品嚐吧！

如果做出了色香味俱全的時髦料理，不妨盛裝在好一點的器皿中，旁邊也可以點綴上鮮花，搭配紅酒一同享用，讓人在家裡也能享受到如同外食般的奢華氛圍。

若能在週末試著將烹飪當作一種休閒活動，享受製作餐點的樂趣，也能為自己帶來**極致的放鬆時光**喔！

✚ 對心臟好的「傍晚～晚上度過方式」

18 絕對不可飲酒過量

「每天晚上喝一杯是最大的樂趣」、「睡前絕對少不了喝一杯」，我想應該有很多人都是如此吧！

若能適量飲酒，不僅可促進血液循環、降低血壓，還能預防動脈硬化。

但最大的問題是「飲酒過量」。

雖然**喝酒後心跳數會增加**，但由於酒精會帶來擴張血管的作用，因此**血壓會下降**。

一旦飲酒過量，肝臟在代謝酒精時產生的「乙醛」會使「交感神經」變緊繃，讓心跳數與血壓都隨之上升，對心臟造成負荷。

雖然應該有很多人都「習慣在睡前喝一杯」、「不喝一杯睡不著」，但**喝了酒再睡其實並非正常生理上的睡著，而是所謂的「斷電」**，就跟突然失去意識一樣，並不是正常的入眠。

所以，喝了酒睡著後，一旦途中醒來就會開啟「交感神經」的開關。也就是說，**到了半夜會重新使「交感神經」變緊繃，讓心跳數上升。**

不僅如此，酒精也具有**利尿效果**，很容易讓人忍不住半夜起床上廁所。

請大家一定要記住**「喝到半夜會醒來的程度」會妨礙睡眠品質，絕對要避免。**

至於喝酒喝到什麼樣的程度才算是適量呢？關於這點我將在第3章詳細說明。

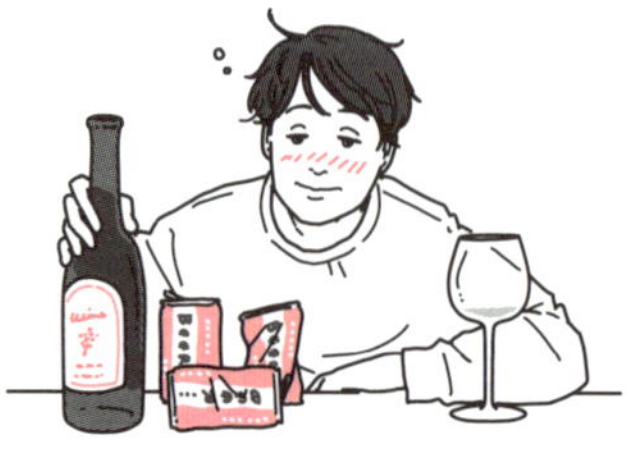

Dr. 池谷
畫重點！

13

工作結束後要「轉換成放鬆模式」對心臟非常重要。以魚料理與適量的酒享用一頓「對心臟有益的晚餐」

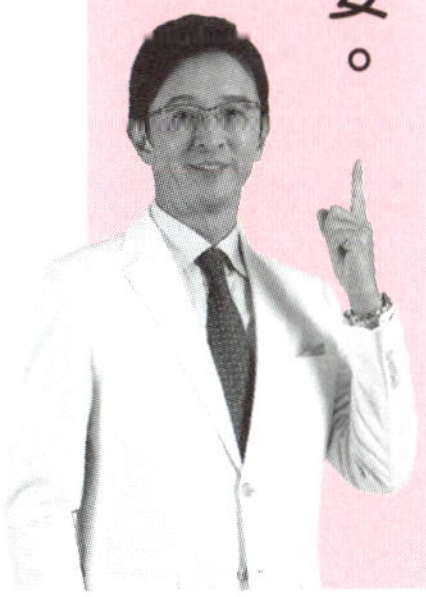

✚ 對心臟好的「傍晚～晚上度過方式」

19 晚餐後可以做點健走等「低強度有氧運動」

在先前的章節中曾提及「早晨做激烈運動非常危險」，不過，**若是傍晚到晚上這段時間，由於心跳數會比較穩定、血壓也會降低，因此是很適合運動的時段。**

我建議大家可以在用完晚餐後，**做點低強度有氧運動。**

尤其是不小心吃太多的日子，晚餐後做運動就可以「**抵銷**」掉白天多吃的分量。

雖然大家都認為「吃飽飯後直接運動會妨礙消化」，但若是從「**避免用餐後高血糖、預**

防動脈硬化」的角度來看，在這個時段活動身體會很有幫助。

所謂的**有氧運動，無論是去健走也好、做點「殭屍體操」也不錯**。

儘管有些人會習慣在下班後直接前往健身房鍛鍊身體，不過我並不建議在空腹狀態下運動。因為**空腹運動可能會導致低血糖、甚至陷入脫水的窘境**。

尤其是在空腹時進行激烈的肌肉訓練，可能會面臨**「撞牆」**，也就是**極度低血糖、因脫水而造成的低血壓情形，嚴重時甚至會失去意識而昏厥**，請大家務必要多留意。

這行爲NG！

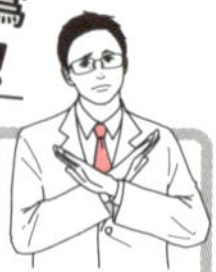

✕

妨礙睡眠的過量飲酒

這行爲OK！

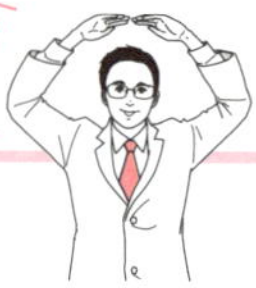

○

讓自己盡情放鬆用餐、適量飲酒

晚餐後做點低強度有氧運動

20 一天「大笑」一次

「笑」也是非常重要的一環。

我們現在已經得知，**笑可以讓「副交感神經」優先運作，還能提升免疫力，甚至可以「預防癌症」**。希望大家**每天都可以至少盡情大笑一次**。

一定有人會說：「白天被工作追著跑，根本笑不出來。」那至少在晚上要保有一段可以**「大笑的時間」**，可以觀賞喜歡的搞笑電視節目、或上YouTube搜尋有趣的頻道。若是能與別人聊天歡笑，當然再好也不過了。**為維護「心臟健康」，請大家每天都要「努力笑一笑」**。

還有一種消除壓力的方式也許會令大家備感驚訝，那就是「哭泣」。**因為流眼淚可以排解壓力**。

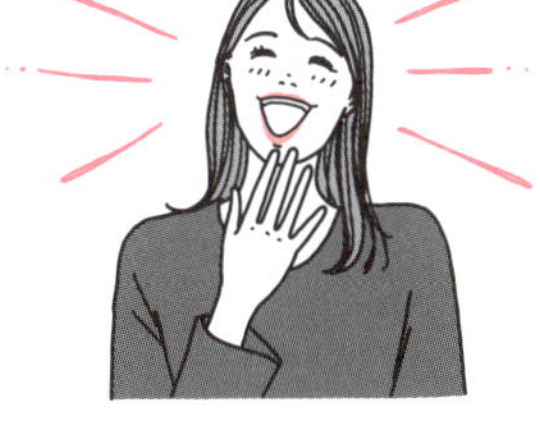

如果有什麼傷心難過的事，千萬不要強自忍耐，請盡情大哭吧！不然也可以在週末去觀賞悲傷的電影，讓自己沒有任何束縛地流下眼淚也不錯。

這行爲OK！

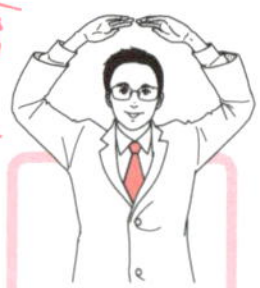

○

盡情大笑、偶爾哭泣！

Dr. 池谷畫重點！

14

強烈建議「在晚餐後做點低強度有氧運動」。爲維護「心臟健康」，每天都要保有一段可以「大笑的時間」！

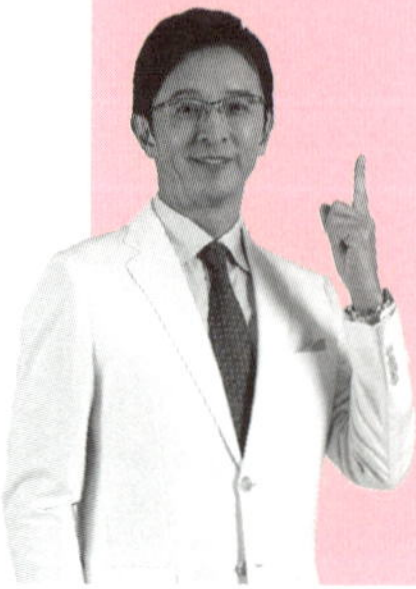

對心臟好的「睡前度過方式」

對心臟好的「睡前度過方式」

21 冬季「洗澡」與「上廁所」時要特別留意

到了一天的尾聲，好好洗個澡可以活化「副交感神經」的運作，這對於讓心臟在睡眠時好好休息，也是非常重要的活動之一。

不過，要是入浴方式不對，也有可能會引發「血管意外」，因此請大家務必要遵守下列的注意事項，度過愉快的沐浴時光。

首先要注意的是，**泡澡水的溫度要控制在不會太燙的39～41度，才不會對心臟造成負荷**。

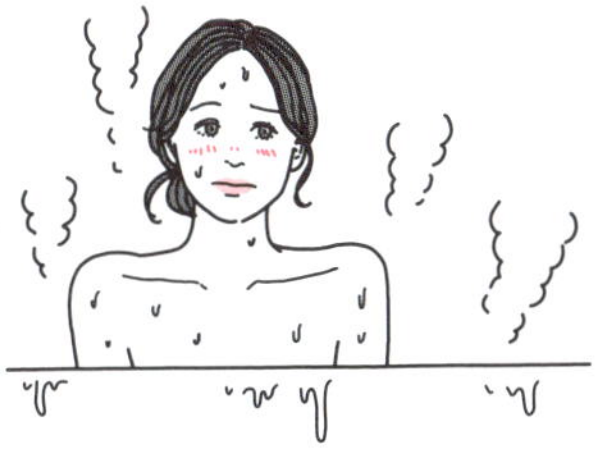

請大家千萬不要急著「跳進42度以上的熱水澡」，因為水溫太高很容易使血壓上升。

如果是沒辦法泡澡時，只**「泡腳」也是不錯的選擇**。

此外，一到了冬季，在浴室或廁所裡突然倒下的人也會急速增加。這是因為**劇烈的溫差使血壓大幅變動**的緣故。

在寒冷的更衣處脫下衣服後，身體為了維持體溫，會收縮血管、導致血壓上升。

在這樣的狀態下要是突然跳進熱騰騰的澡盆裡，在強烈的高溫刺激下更會使血壓飆高。

接著，浸泡在熱水中過了10分鐘左右，身體就會整個溫暖起來，使得血管擴張、血壓又會跟著下降。

血壓的急速上升會對血管與心臟造成負荷，而血壓過度降低又會使血管內流動的血液變得停滯，反而增加形成血栓的風險。

正因如此，入浴時急速變動的血壓不只會對心臟與血管造成負荷，還會產生血栓，引發「血管意外」，使得**心肌梗塞與腦中風的發作頻率節節高升**。

接下來，我就要告訴大家正確的入浴方式，避免發生上述情形發生。

首先，在還沒踏進更衣處及浴室前，就要**先讓更衣處及浴室變得溫暖起來**。可在更衣處放一個小型電暖器，維持溫暖的室溫。接著敞開浴室的門，也有助於提升浴室的溫度。**如果不方便設置電暖器**，也可以先將浴缸上的隔板掀開，讓溫暖的蒸氣延伸至更衣處。如果可以，廁所裡也要放置電暖器。最近市面上的小型電暖器價格都很合理，不妨考慮購入。

無論是**「寒冷的刺激」**或**「高溫的刺激」**，**都會使「交感神經」變得緊繃**。浴室可說是兼備了「這兩種刺激」，進入浴室時請大家務必要更加小心才行。

22 池谷式「2種入浴法」：像大叔般進入浴缸、像老人般離開浴缸

儘管在寒冷的冬夜裡泡澡非常舒服，但中老年人還是需要多加留意。

為了避免在浴室裡突然倒下，請大家在泡澡時務必要參考下列的池谷式「2種入浴法」。

所謂的池谷式入浴法就是**「像大叔般進入浴缸、像老人般離開浴缸」**。

大家現在一定是帶著嫌棄的表情心想：「又是『大叔』、又是『老人』的……聽起來一點也不吸引人。」但請大家不要帶有偏見，一定要試試看這個做法。

❶ 泡進澡盆時要發出「啊～～～～♪」的聲音，讓自己好好放鬆

大家應該也常看見大叔一邊發出「啊～～～～♪」的聲音、一邊泡進溫泉裡的景象吧！

我說的就是這種感覺。

要是不管三七二十一就立刻跳進水裡，一定會使血壓急速上升。

讓自己**慢慢進入澡盆，便能預防血壓急速上升**。

❷離開澡盆時，要發出「嘿咻～」的聲音，緩緩起身離開

要離開澡盆時，請大家將單手放在膝蓋，另一手牢牢扶住澡盆邊緣，以稍微彎腰、低頭的姿勢，發出「嘿咻～」的聲音再緩緩站起身，小心離開澡盆。

有些人在澡盆裡站起身時，會發生起身時暈眩的情形。這是因為泡澡時整個身體都會變得溫暖起來，在血管擴張、血壓降低的狀態下，要是突然站起身，血液會無法立刻流動到大腦，導致**大腦血流不足的緣故**。

這種時候一旦倒下、頭部受到撞擊，最糟的情形會造成**「腦挫傷」**。這**在年輕人身上也很有可能發生**。**讓自己慢慢從澡盆裡站起身，才能預防因血壓降低所引起的「大腦血流不足」發生**。

23 夏季洗澡要留意「脫水」與「起身時暈眩」

比起危險的冬季，夏季入浴是不是就能放心一點了呢？其實，夏季入浴也有必須留意的地方。那就是**「脫水」**及「熱潮紅、起身時暈眩」。

由於入浴時會流出大量的汗水，要是沒有好好補充水分，就很容易引起脫水症狀。無論是**入浴前或入浴後，都必須留意補充水分**。

接下來要注意的則是「熱潮紅、起身時暈眩」。

不知道大家是否有在澡盆裡起身的瞬間，突然感到暈眩的經驗呢？

浸泡過熱騰騰的熱水澡、長時間泡澡後，血壓會處於降低的狀態，要是突然站起身，身體無法輸送充足的血液到大腦，就會讓人感到暈眩、或發生熱潮紅的情形。

另一方面，無論**任何季節都必須注意：不可以在「空腹時」及「飲酒後」直接泡澡**。因為**這兩者都是很容易使血壓降低的行為**。

由於酒精會帶來擴張血管的效果，飲酒後血壓會下降。此外，空腹時也很容易引起脫水，因為血管內流動的血液含水量減少的緣故，血壓、也就是血管內的壓力便會降低。

血壓降低會導致位於身體上方的大腦血流不足，很容易引起暈眩、昏厥，請大家務必要多留意。

這行爲NG！

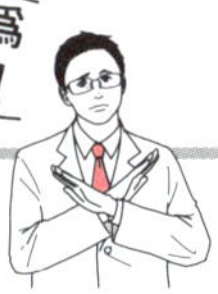

✕

在溫差過大的狀態下入浴
空腹時、飲酒後入浴

這行爲OK！

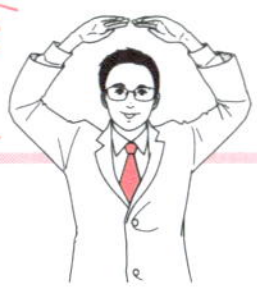

○

泡澡水用不會過燙的溫水
一邊發出「啊～～～～♪」的聲音泡進澡盆，離開時要緩緩起身

Dr. 池谷
畫重點！

15

夏季與冬季的「入浴注意事項」並不相同！
以池谷式「2種入浴法」預防發生跌倒意外！

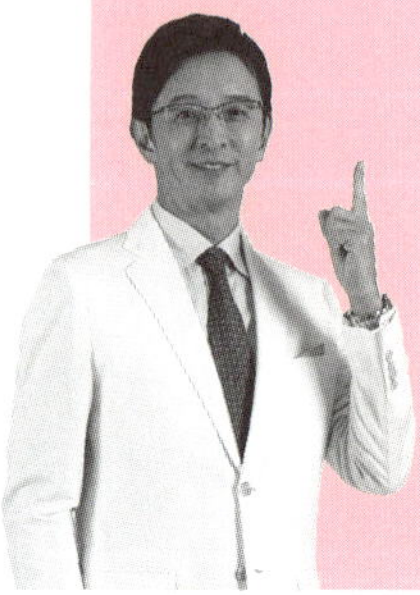

對心臟好的「睡前度過方式」

24 給「三溫暖愛好者」的聰明「三溫暖」入浴法

現在「三溫暖」正掀起一陣流行，沉迷於三溫暖樂趣的人還被稱作是「三溫暖愛好者」。

或許會有人以為「高溫的三溫暖烤箱會導致血壓上升，感覺對心臟很不利……」，不過**事實上正好相反，三溫暖並不會讓「血壓」過度急遽上升**。

因為三溫暖烤箱雖然高溫，但身體只要進入三溫暖烤箱中就會慢慢變熱了。所以在進行三溫暖時，並不會像在家泡進高溫澡盆裡一樣，讓身體直接接受到高溫的刺激。就算剛進入三溫暖烤箱時血壓會稍微上升，不過隨著身體漸漸溫暖起來，血壓也會慢慢下降。

在三溫暖裡**最該留意的反而是「冷水浴」**。

從炎熱的三溫暖烤箱中出來後，進入冷水浴的瞬間，身體會因為急遽的寒冷而使血管收縮，讓血壓突然飆升。

或許有些人會認為「在三溫暖烤箱中忍耐到極點後，再跳進10度以下的冷水浴是最極致的享受」，不過**從「心臟健康」的角度來看，這樣的行為極為危險。**

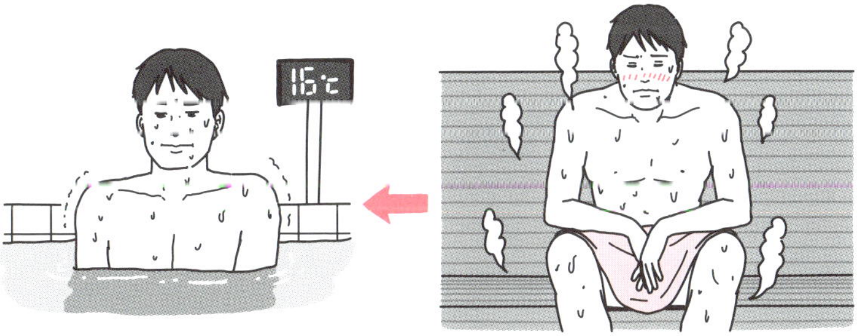

尤其是中老年人，從三溫暖烤箱中出來時，最好只要讓手跟腳浸泡在冷水裡就好。

而且，跟平時在家入浴一樣，絕對要避免在空腹時與飲酒後進行三溫暖，同時也要確實補充水分，注意別讓血壓降低造成起身時暈眩或昏厥。

這行爲NG！

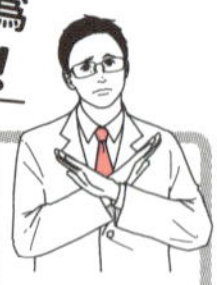

✕ 從三溫暖烤箱出來後，立刻跳進冰冷的冷水浴

Dr. 池谷畫重點！

16

雖然三溫暖烤箱相當高溫，但並不會讓「血壓」急速上升！但絕對要多留意「冷水浴」的浸泡方式！

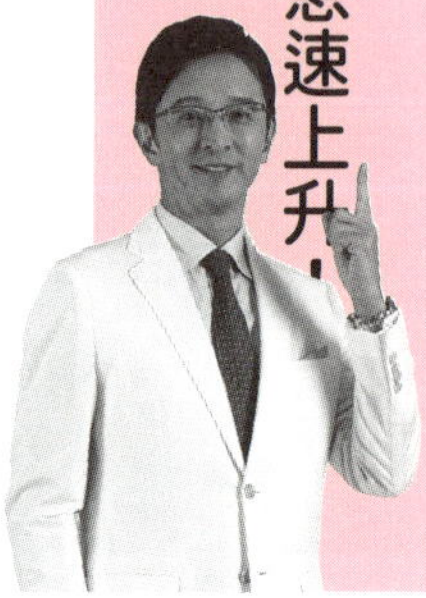

✚ 對心臟好的「最強睡眠法」

25 為提升睡眠品質，睡前不要大量攝取「酒精」與「水分」

如同第1章所述，**睡眠對「心臟健康」非常重要**。

雖然每個人的睡眠時間都不盡相同，不過**最理想的睡眠時間為7～8小時**。但我想平時過於忙碌、沒有睡到充足時間的人應該也不在少數。

此外，**睡眠的「品質」也至關緊要**。若是半夜會醒來好幾次、頻繁起床上廁所，都絕對不是件好事。因為**每次起床都會開啟「交感神經」的開關，使心跳數上升**。

不曉得大家是否有過這樣的經驗，搭電車時不小心打了瞌睡，睡到一半突然跳起身驚覺「咦？是不是坐過站了!?」緊張得心臟怦怦跳呢？這就是因為「交感神經」突然變得緊繃的緣故。

有一種說法是，當人類活在沒有房屋的原始時代時，大多都是直接睡在野外，睡眠時要是受到狼的襲擊，就必須立刻警醒躲避逃走。所以，**人體的構造就是在危險時能立刻開啟「交感神經的開關」**。因此，遇到危險時身體會使「血壓、心跳數上升」，讓人可以在瞬間採取行動。

換句話說，在「心臟的休息時間＝就寢時」一定要花點心思讓「交感神經的開關」不會隨便開啟。

這裡我想強調的是「**睡眠時間就算有點少，也必須讓自己熟睡**」。所以最重要的是為自己加強「**半夜不會醒來的措施**」。

為了避免在半夜起床上廁所，請大家**不要在睡前大量攝取酒精與水分**。

因為酒精具有利尿作用，在睡前大量飲酒會使睡眠品質降低。我知道一定有些人會「想在睡前喝酒」，不過一定要留意分量。

此外，在傍晚過後攝取咖啡因，也會導致淺眠，讓人睡到一半突然醒來，再加上咖啡因也有利尿作用，會降低睡眠品質，因此最好不要在傍晚後攝取咖啡因。

26 試著按摩耳朵等「讓自己變得想睡」

「去按摩時不知不覺就大睡了一場。」很多人應該都有這樣的經驗吧！就連我自己去理髮店時，通常也很快就睡著了。因為有人接觸自己的頭皮，實在是太舒服了。

這時，**「交感神經」會受到鎮定，使心跳數降低**。所以，**當我們想讓心臟充分獲得休息時，也可以像這樣下點功夫「讓自己變得想睡」**。

我建議大家可以「**按摩耳朵**」，這是在家裡就可以輕鬆自行做到的方法。因為**耳朵周圍有許多穴道能調整自律神經的緣故**。

雖說是按摩，不過方式非常簡單，**只要用大拇指與食指捏住耳朵、輕輕拉扯即可**。請分別往斜上方、兩側、下方各重複拉扯3次。

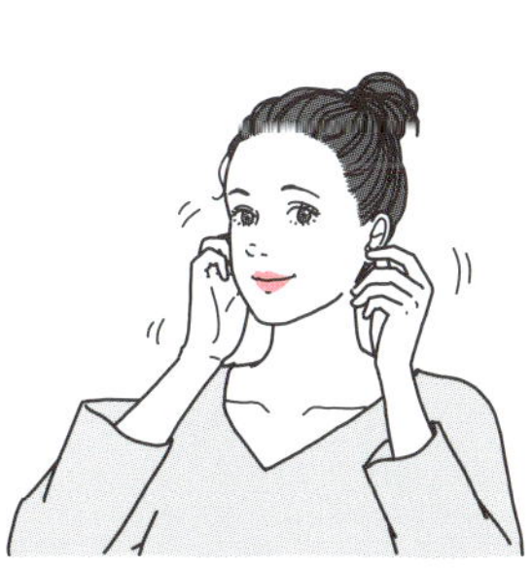

「按摩耳朵」可以促進血液循環，甚至還有抑制食慾的效果。

請大家務必養成按摩耳朵的習慣。

這行爲NG！

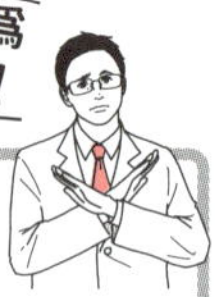

✕

就寢前大量攝取酒精與水分

這行爲OK！

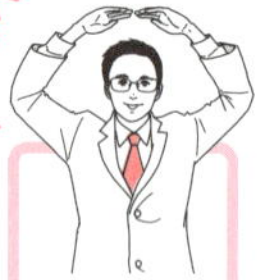

○

按摩頭部與耳朵

Dr. 池谷畫重點！

17

睡眠的「品質」非常重要。花點心思「讓自己半夜不會醒來」。請大家一定要養成習慣「簡單按摩耳朵」！

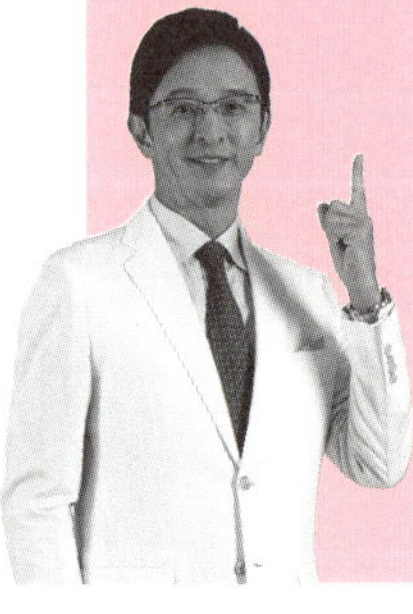

27 利用「孤單體操」降低「深層體溫」，更容易入睡

到了冬季，大多數女性的煩惱就是「手腳冰冷到無法成眠」。這是因為**「深層體溫」（身體核心溫度）無法下降導致夜不成眠**。光是只有身體表面冰冷，內部卻保持熱度，形成宛如保溫壺一樣的狀態。

如果你有這樣的困擾，一定要試試本書第212頁介紹的**「孤單體操」**。只要在睡前做點孤單體操，便能**使末梢血管的循環變好，降低「深層體溫」，讓人更容易入睡**。

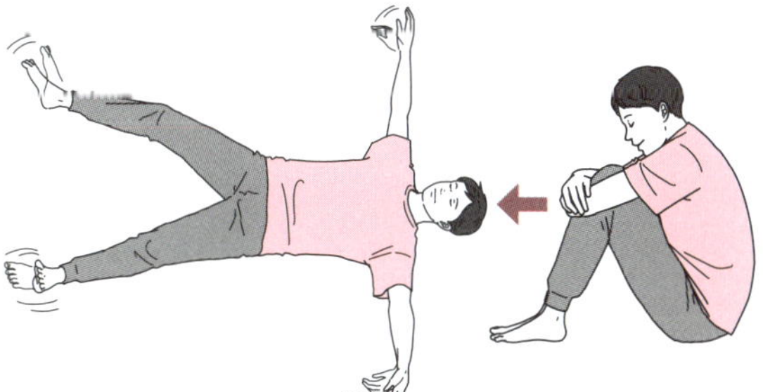

28 選用「容易翻身的寢具」

寢具也與「睡眠品質」有著密不可分的關聯。

人類在睡著時本來就會經常翻身，動作頻繁。因此，選擇**「容易翻身的寢具」也是很重要的一環**。雖然最近市面上推出了具備各種功能的寢具，不過如果是那種會讓身體深深陷入其中的材質，睡眠時就不容易翻身。

另一方面，我認為選擇**「合適的枕頭」**也有助於讓人在睡眠時順利翻身。

枕頭專家「16號整形外科」（譯註：日文中的整形外科為骨科之意）山田朱織醫師指導我用的枕頭（我稱之為「千層枕」），是用較薄的地墊與浴巾摺疊鋪起構成，可以調整至最適合自己翻身的高度。

摺疊方式很簡單，先疊起3張地墊，再於上方鋪上摺疊好的毛巾即可。

請準備好最恰當的毛巾厚度與摺疊方式，調整至仰躺時最容易呼吸與翻身的高度。在側躺時，則要讓鼻尖、下顎中央與肚臍維持同樣高度最為理想。

如果你有「睡到一半就會醒來」、「淺眠」等困擾，不妨**重新選擇恰當的寢具吧！**

✚ 對心臟好的「最強睡眠法」

29

睡衣建議穿著能降低深層體溫的「運動服飾」

人類在睡眠時「深層體溫」會下降。

讓「深層體溫」順利下降，**就是帶來熟睡的關鍵。藉由降低「深層體溫」，也能使「大腦內部溫度」下降，讓大腦獲得休息。**

為了順利降低「深層體溫」，最重要的就是要讓**身體末梢散發熱度**。

此外，人類在睡眠時其實會流很多汗，這也是為了調節體溫的緣故。因為**適度的流汗讓**

體溫下降，也能降低「深層體溫」。

因此，晚間穿著的睡衣必須具備下列兩大要素：

❶ 容易調節體溫
❷ 能適度降低「深層體溫」

我建議大家穿著**「運動服飾」**入睡，因為運動服飾的**吸汗效果佳，又具備優異的透氣性，材質容易伸縮，最適合當作睡衣穿著**。

此外，無論穿著哪種睡衣，**最重要的都是要穿著「感覺涼爽、不會大量出汗」的服裝入睡**。尤其是在寒冷的冬夜裡，若是穿得太過厚重溫暖，會導致「深層體溫」無法順利下降，讓人難以熟睡。**天氣寒冷時，建議利用寢具或空調來調整環境溫度**會比較好。

30 以「舒服的香氣」讓自己好好放鬆，嚴禁「睡前滑手機」！

「舒服的香氣」可以緩和「交感神經的緊繃」，使心跳數下降，並釋放壓力。大家不妨在放鬆時間使用自己喜歡的精油、薰香等，創造出美好的氛圍。

由於薰衣草、快樂鼠尾草、苦橙葉等含有能抑制「交感神經」、刺激「副交感神經」的香氣成分（芳樟醇、乙酸芳樟酯），據說能帶來優異的放鬆效果。此外，飲用具有助眠效果的洋甘菊茶也是不錯的選擇。

另一方面，打電動、使用電腦，尤其是滑手機則是最不適合在睡前做的事。雖然這些娛樂可以讓自己備感愉悅放鬆，不過睡前2～3小時仍應避免這些行為。因為電腦及手機螢幕所散發出的「藍光」會刺激「交感神經」，妨礙入睡。特別是在睡前會看手機的人，千萬要多加留意。

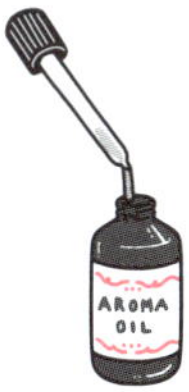

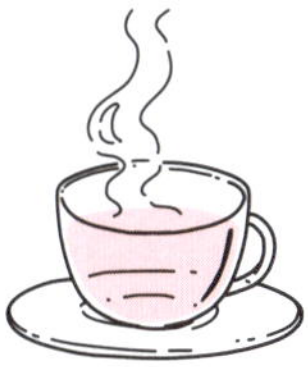

這行為NG！

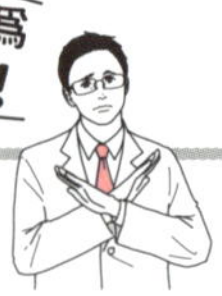

✕

在睡前2～3小時打電動、網購

在睡前看電腦、手機

這行為OK！

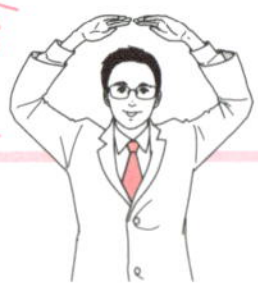

○

做孤單體操

選用容易翻身的寢具，穿著吸汗、透氣的睡衣、營造出舒服的香氣

Dr. 池谷畫重點！

18

選擇合適的「寢具」與「睡衣」能提升睡眠品質。「香氣」能舒緩緊張感。最應避免「睡前滑手機」

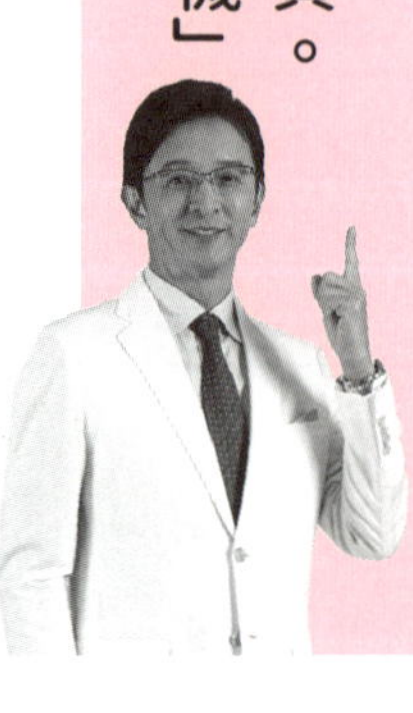

第3章

其實就是這麼簡單！讓人每天輕鬆持續！

池谷式「對心臟好的最佳飲食法」5大訣竅

能預防動脈硬化與生活習慣病，「對心臟好的飲食法」究竟是？

若要預防與動脈硬化有關的生活習慣病、減輕「心臟的負荷」，飲食生活佔據了非常大的比重。平時飲食生活的三大重點如下：

1. 減鹽
2. 擺脫代謝症候群及肥胖問題
3. 將血糖、膽固醇、三酸甘油脂保持在適當的範圍

一提到「健康飲食」，也許大家會立刻聯想到「勉強自己吃討厭的食物」。不過，大家一定希望每天都能吃到美味的餐點吧！**不管對身體再怎麼好，若要硬逼自己吃下難吃的食物，也只會累積壓力而已。**

池谷式飲食法的主旨是「美味又愉快」。而且「美味的飲食」也能為大腦帶來放鬆的效

果。讓我們愉快地享用美味的飲食，一起維護「心臟健康」吧！

不只要留意「吃些什麼」，更重要的是「該怎麼吃」！

在本章中，我要先介紹**「能維持心臟健康的飲食法」**。雖然「食物」的選擇也很重要，不過，**「該怎麼吃」**、也就是**「飲食方式」**更是關鍵。例如，就算**特地選擇了「對心臟很好的超級食物」，卻採用會讓血糖急速上升、導致高血壓的飲食方式，那就完全失去了意義。**

在此，我將介紹池谷式「對心臟好的飲食方式」，進一步維護「心臟健康」。

至於對心臟很有幫助的**「明星成分」**營養素，則將在第4章中詳細說明。

Dr. 池谷 畫重點！

19

「對心臟好的飲食方式」三大重點爲「減鹽」、「擺脫代謝症候群及肥胖問題」、「維持適當的血糖、膽固醇與三酸甘油脂」

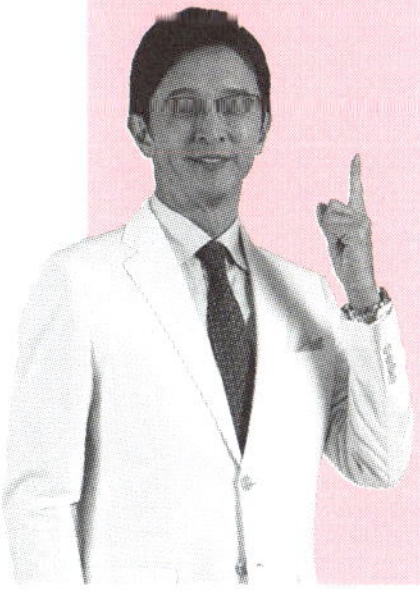

每個人都能做到！留意這點就OK！「對心臟好的最佳飲食法」5大訣竅

池谷式「對心臟好的最佳飲食法」

1

在調味料下功夫，「減鹽」控制鹽分攝取量

在前面的章節中已經解釋過，鹽分攝取過量會對心臟造成很大的負荷，這裡我就要告訴大家幾個**「該如何減鹽」**的方法。

據說，我們攝取到的**鹽分有七成都來自於「調味料」**。既然如此，只要減少使用調味料，就可以順利達到減鹽的目的。不過，這樣似乎會有點索然無味。

所以，請大家不妨試著使用下列的食材，**為餐點增添風味**吧！

- 使用**大蒜**、**薑**、**紫蘇**、**長蔥**、**茗荷**（日本生薑）等辛香菜類，爲餐點營造出獨特風味
- 利用**檸檬**、**醋橘**、**臭橙**、**柚子**等柑橘系水果，增添香氣與風味
- 使用**月桂葉**、**迷迭香**、**香菜**、**百里香**等香草及辛香料
- 以**昆布**、**鰹魚片**、**香菇**等熬出香濃的高湯，增添鮮味成分

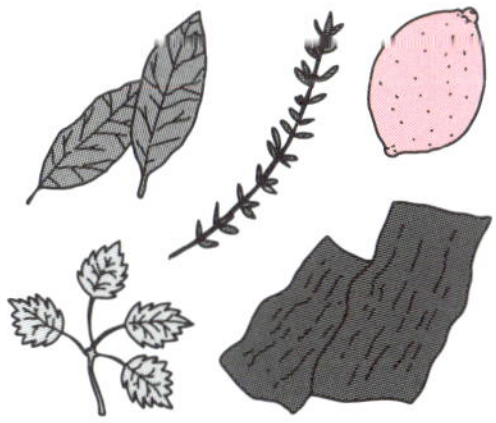

此外，也可以選擇「減鹽款」的調味料，在享用拉麵及烏龍麵時不要將湯喝完，不要將醬油或醬汁直接淋在食物上，而是倒進小碟中以「蘸」的方式享用，都能達到減鹽的目的。

池谷式「對心臟好的最佳飲食法」2

「先吃蔬菜」才不會讓血糖急速上升

現在「**血糖值**」可說是人人皆知的常識。

血糖值代表的是血液中的糖分（葡萄糖），在前面的章節中也曾提及，若**長期持續高血**

糖的狀態，會讓血管受到損傷，也會造成動脈硬化，助長罹患糖尿病的風險。

為了避免上述情形發生，最重要的是**「不要採取會讓血糖急速上升的飲食方式」**。

因此，我們在用餐時最該注意的是**「飲食順序」**。

雖然麵包與白飯都是屬於會使血糖上升的「醣類」，不過若同樣都是吃50克的醣類，只要在用餐時**「先吃蔬菜」，就能預防血糖急速上升**。

這是因為蔬菜的膳食纖維中含有一種名為**「類升糖素胜肽－1（GLP－1）」**的物質。

我們通常將這種物質稱之為**「減重荷爾蒙」，不僅可以抑制食慾，還能預防用餐後血糖急速上升，可說是有助於減重的好夥伴**。

儘管如此，有時候「先吃蔬菜」並不是一件那麼容易達成的事。

如果遇到這種情況，不妨**先喝豆漿等黃豆製品、也就是「先吃豆類」**。

由於黃豆也是一種含有大量膳食纖維的食材，能有效預防血糖急速上升。不僅如此，**黃**

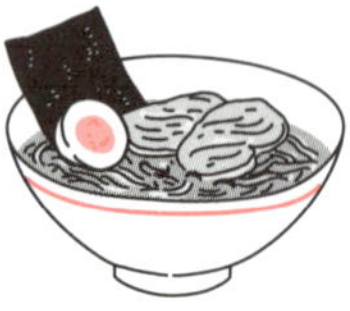

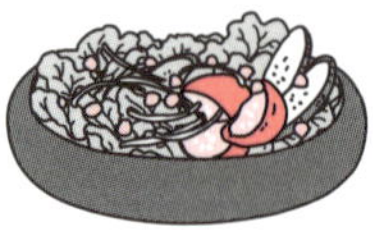

豆也含有豐富的蛋白質，有助於提升飽足感，可避免澱粉類攝取過量。

若外出時，臨時要吃「拉麵」或「立食蕎麥麵」，此時不妨先去便利商店購買「蔬菜汁」、「番茄汁」、「豆漿」等，在吃正餐前先喝一杯墊墊胃。選購時請盡量選擇比較不甜、糖分含量較低的商品。

此外，若想避免「用餐後高血糖」發生，就像我先前提到的，建議大家在用餐後30分鐘內稍微散散步，因為用餐後30分鐘內是血糖最容易上升的時段。還有，在用餐後吃些可含量高的巧克力也很有效。

池谷式
「對心臟好的最佳飲食法」
3

花點心思「寬鬆減醣」，不累積壓力

承上所述，為了避免血糖急速上升，「醣類攝取過量」也是必須留意的問題。

「醣類攝取過量」會導致肥胖、高血壓、糖尿病等，引發各種不利於健康的危機。雖然如此，卻絕對不可以進行「極端的限醣飲食」。因為醣類（葡萄糖）是身體的能量來源，適量攝取醣類非常重要。

因此，我提倡的是所謂的「寬鬆減醣」。

醣類是一種很容易就會攝取過量的營養素。因為醣類、甜味會讓大腦中的快樂物質「多巴胺」大量分泌，給人們帶來宛如吸毒般的上癮快感。

不知道大家是否有過這樣的經驗？一旦開始吃了巧克力之類的甜點後，就很容易一口接一口停不下來，到最後總是吃得太多。這就是因為**醣類（與脂質）為大腦帶來快樂**的緣故。

吃了甜食後，血糖會急速上升。身體為了降低血糖，會開始大量分泌胰島素，結果又使得血糖急速下降。這就是**血糖急速上升、又急速下降**的原因。

血糖的急遽變化會使精神狀況不穩定，造成情緒煩躁不安、注意力下滑。因此，**在盡量減少醣類攝取的同時，我們也要用心採取「能獲得飽足感的飲食方式」**，這點非常重要。

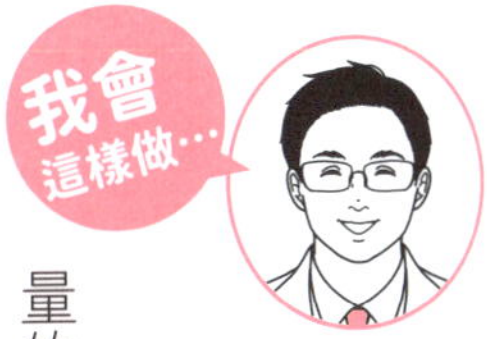

我們家每天實踐的「寬鬆減醣」生活內容

建議大家先下定決心把正餐中的白飯、麵包或麵類等澱粉量減半，再補上同樣分量的蔬菜、肉類、魚類、黃豆製品、海藻類、菇類等食材，一樣也能讓人吃得很飽。

關鍵就在於雖然主食減少了，但利用增加配菜的方式，維持相同的整體分量，才不會讓人感覺空虛不滿足。

我們家長年來也一直持續過著這種「寬鬆減醣」的生活。

例如**拉麵就可以把麵量減半，利用豆芽菜、菇類、高麗菜等「增加分量」**，再加入水煮蛋、叉燒肉、青花椰苗等**大量的配料，就能讓人徹底獲得飽足**。同樣地，在烹調炒飯時也要記得減少大半的飯量，利用蔬菜及菇類「增加分量」。

在煮白飯時，也可以參考在本書最後的「特別附錄」所介紹，在白米中加入**糯麥或蒸黃豆增加分量**，也能獲得滿滿的飽足感。

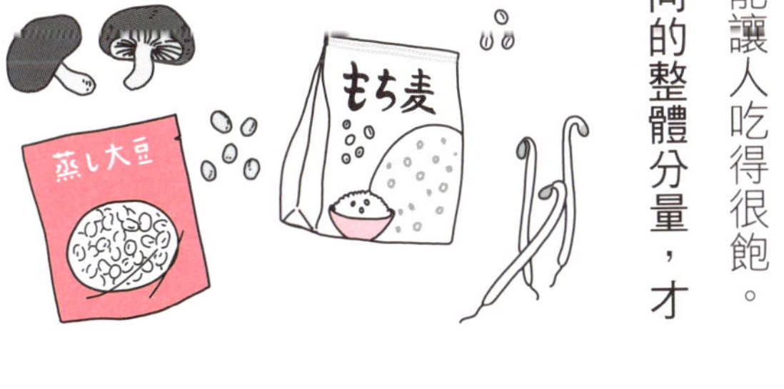

此外，烹調咖哩時不要使用含有過多醣類及脂質的市售咖哩塊，而是做成湯咖哩風格，再搭配上**「加入糯麥或蒸黃豆的增量米飯」**就會非常健康！

近年來，市面上推出了許多用黃豆或蒟蒻製作而成的低醣麵類，還有低熱量的粥類及麵類等食材。若還是覺得不滿足，也可以再加入「蒸黃豆」來「增加分量」，一定可以帶來充分的飽足感。

最近低醣、低熱量的食品種類越來越多，其中也不乏相當美味的商品。有些甚至只要稍微加熱一下，或是加入熱水就可以立刻享用，簡易輕便的調理方式也非常吸引人。請大家不妨多嘗試幾種這類食品，也許就能找出令自己滿意的商品。

Dr. 池谷畫重點！

20

利用「辛香菜類、辛香料、減少調味料」達到「減鹽」目的。「先吃蔬菜」、「寬鬆減醣」就不會造成壓力！

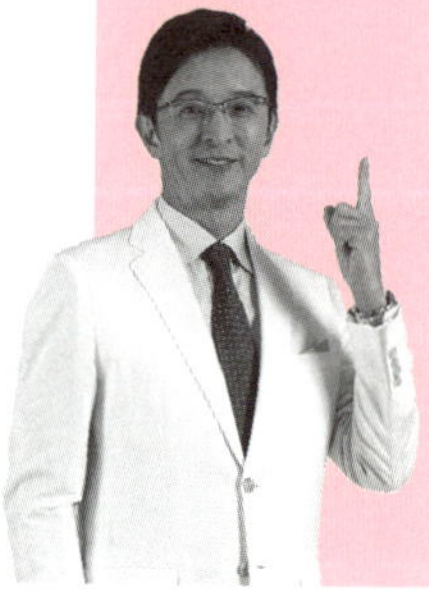

池谷式「對心臟好的最佳飲食法」4

絕對不省略早餐！

在前面的章節中也有提及，「早晨的度過方式」也大大左右了心跳數**是否會上升**。其中，**早餐是非常重要的關鍵**，請大家一定要好好攝取早餐。

絕對不可以省略早餐的原因有兩個。

第一個，**一旦省略了早餐，早上會因為空腹而變得煩躁不安，使「交感神經」變得緊繃**。

再加上空腹會讓人忍不住一直掛念「午餐時間還沒到嗎？」，使專注力降低，無論是學習或工作的表現都會跟著一落千丈。

為了整頓自律神經，早餐是非常重要的一環。

第二個原因就是，要是**省略了早餐，午餐後血糖值就會急遽上升**。

一旦血糖急速上升，身體就會分泌出大量的胰島素，讓血糖急速下降。

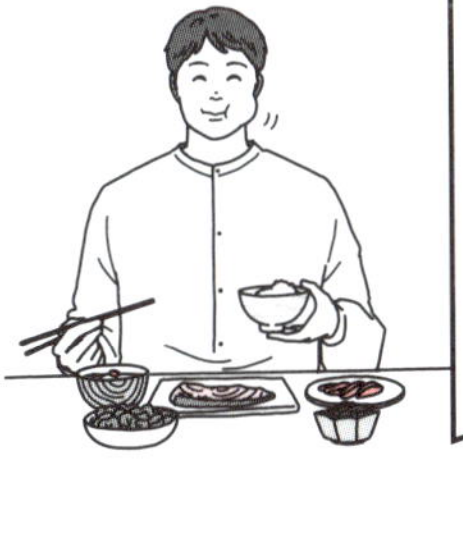

相信大家都已經了解，血糖急遽變動就是**傷害血管的大敵**。

當我們省略早餐、讓身體長時間處於「低血糖」的狀態，身體就會分泌出一種「胰島素阻抗荷爾蒙」，這是一種會讓血糖上升的荷爾蒙。在這種狀態下吃午餐，血糖就會變得比平時更容易上升。

而且若是**不吃早餐，午餐很有可能會比平常吃得更多**，這點也請大家務必要多留意。

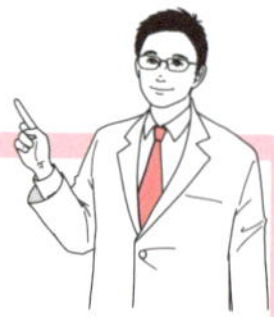

Dr. 池谷的重點建議

「輕斷食減重法」其實很危險!?

最近，「輕斷食減重法」、「16小時斷食減重法」掀起了流行。大家會推崇這種作法，似乎是因為「不吃早餐可以讓內臟休息」、「一整天內攝取的熱量減少有助於減重」。

還有人認為，空腹時間拉長便能打開「**長壽基因**（Sirtuin 基因）」的開關，不僅對健康很有幫助、也能讓人活得更長壽。不過，這些說法**其實都不必真的「斷食」**，

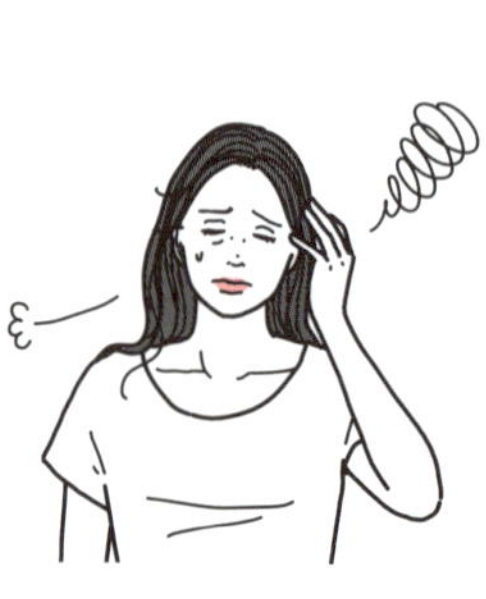

而是只要減少飲食量就能獲得同樣的效果。

在一個非常有名的猴子實驗中，將猴子區分為限制熱量攝取的組別、以及給予一般飲食的組別，結果限制熱量攝取的組別罹患疾病的風險較低、也比較長壽。要注意的是，這是限制熱量攝取而已、並非「斷食」。

重點是只要維持「**吃八分飽**」，**就能讓「長壽基因（Sirtuin基因）」稍微維持在打開的狀態**。

有資料指出**省略早餐不但會變得更胖**，還有研究報告顯示，不吃早餐會提升**罹患「腦血管、心血管疾病」的風險**，甚至還會**使糖尿病惡化**。

雖然有些人認為「只要不吃早餐就能輕鬆減重」，但希望大家要知道，這麼做其實會**帶來更多風險**。考慮到「交感神經的緊繃」、罹患疾病的風險、早上的整體狀態等，**不吃早餐對健康非常不利**。

以結論而言，**好好吃早餐不僅對心臟很有幫助，再加上無論是為整體健康著想，或是追求工作與學習表現更是不可或缺**。

池谷式
「對心臟好的最佳飲食法」
5

以「重整腸胃的飲食」維護心臟

儘管我已經再三強調過「一定要吃早餐才能維護『心臟健康』」，不過應該還是有很多人會因為「早上沒有食慾」、「腸胃狀況不好」等原因而吃不下早餐。

我自己以前也曾為了腸胃不佳而深感煩惱，我非常了解這種心情。因此，我特地研究出了**「腸胃的重整飲食」**。

詳細內容請參考拙作《人生靠「胃」決勝負！腸胃使用說明書》（暫譯），不過說穿了所謂的重整飲食就是**「加了半熟蛋的粥」**。因為**半熟蛋與粥都是非常好消化的食物**。半熟蛋可以替換成溫泉蛋，如果想要一點鹹味，也可以加入少許梅干拌進粥裡一起享用。

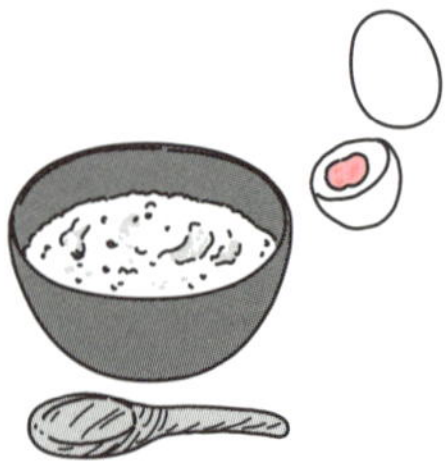

雖然很多人在吃不下早餐的時候，都會用蔬果汁或胡蘿蔔汁來取代早餐，不過果汁畢竟比較冰冷，又含有膳食纖維，對有些人而言反而會對腸胃造成負荷。

「重整飲食」在晚上吃也沒問題！

「早晨沒有胃口」、「吃不下早餐」的人，很可能是前一天晚上吃太多、腸胃沒有獲得休息所致。

腸胃是藉由**「蠕動運動」**一伸一縮來進行消化。用餐後，胃就會開始進行「蠕動」來消化食物，到了就寢時則會開始反覆較大動作的收縮，我們稱之為「大蠕動」，讓整個胃變得空空如也。

身體就是像這樣在夜晚做好準備，**讓胃到了早晨可以舒適地接受早餐**。可是，萬一在就寢前吃了東西，在睡眠時胃就必須借助「蠕動運動」幫助消化，沒辦法透過「大蠕動」重整胃部。前一天**太晚用餐，隔天早上會失去食慾、用餐後會感到腸胃不適**就是這個原因。

所以，我特別建議大家可以**在晚餐試試「重整飲食」**。

由於是好消化的粥，可能比較沒有飽足感，不過只要晚上早早就寢，就不會感到那麼難受。

而晚餐用如此低熱量的食物解決，當然也令人期待能帶來**減重的功效**。若是擔心營養不夠，就在白天充分攝取營養均衡的餐點吧！

Dr. 池谷
畫重點！

21

省略早餐的「輕斷食」其實很危險，不建議嘗試！建議以「半熟蛋粥」作爲「重整腸胃的飲食」！

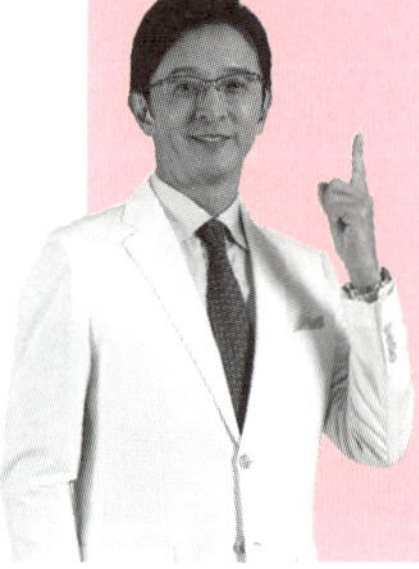

池谷式
「對心臟好的
最佳飲酒法」

1

對心臟有益的飲酒方式！

接下來，我要說明的是「對心臟有益的飲酒方式」。

關鍵是「愉快地適量攝取」酒精

在前面的章節中，我已經說明過酒精攝取過量的危險性。

不過話說回來，若能讓自己好好放鬆下來，便能對自律神經發揮正面的作用，**因此適量飲酒能緩和「緊繃的交感神經」，讓末梢血管擴張、促進血液循環，對「心臟健康」發揮正向的幫助**。

實際上，也有調查研究證實這個說法。從下方圖表可看出，**比起完全**

▶ 一天平均酒精攝取量與死亡率之間的關聯

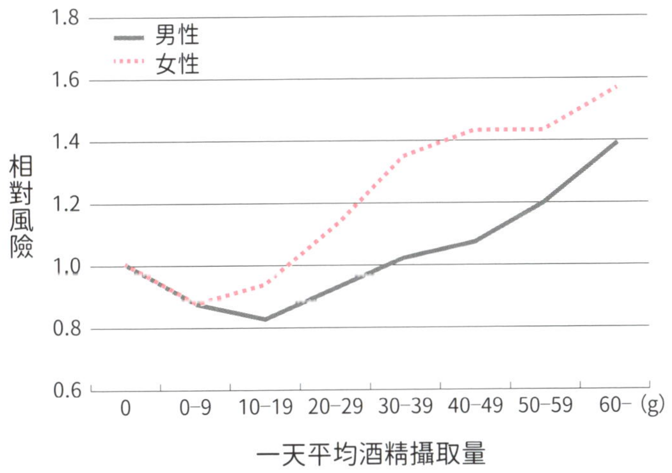

（出處）日本厚生勞働省　第19回酒精健康障礙對策相關人士會議
（資料6）關於酒精健康障礙的參考資料

不喝酒、或喝太多的人，每天平均攝取10克以上、20克以下酒精（不到1合的日本酒（譯註：1合為180毫升））無分男女都是死亡率最低的族群。

那麼，所謂的適量究竟是多少呢？適量是指一天平均攝取約20克的純酒精（女性則需減半）。若以紅酒為例，一天可以喝2杯（女性則為1杯）。

▶ 酒的適飲分量

BEER
啤酒
中瓶 1 瓶左右
日本酒
一合左右
（譯註：180 毫升）
日本燒酒
比半合略多
紅酒
2 杯左右
威士忌
雙份 1 杯左右
白蘭地
雙份 1 杯左右

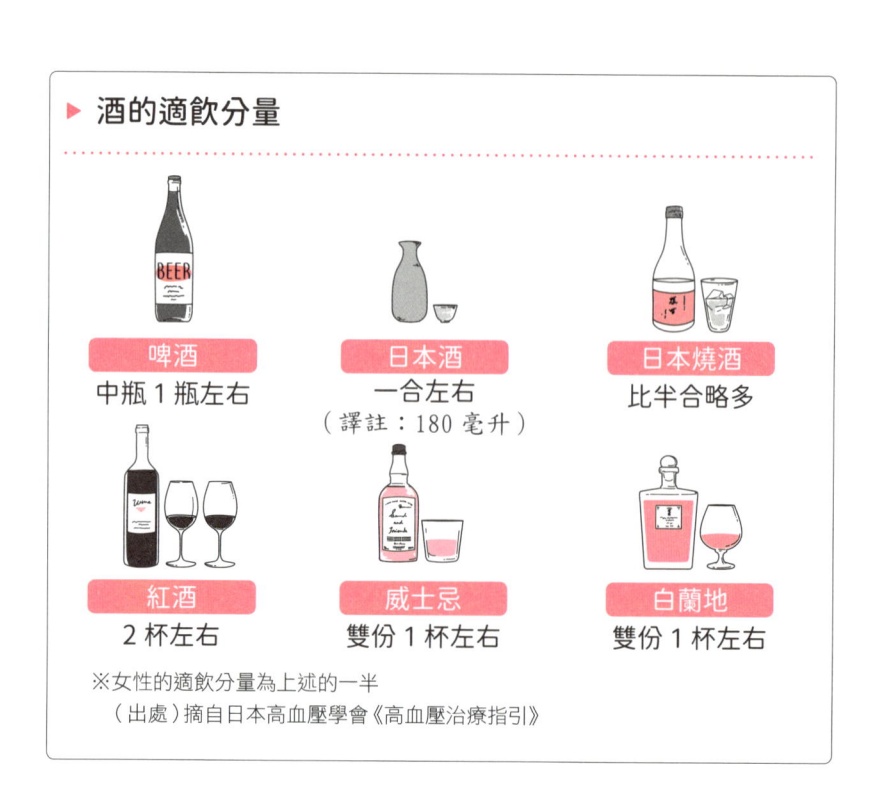

※女性的適飲分量為上述的一半

（出處）摘自日本高血壓學會《高血壓治療指引》

如果你還想「喝更多」的話……

「一天只喝1杯紅酒一點也不過癮！難道不能想想辦法嗎？」以前也曾有愛酒成痴的女性對我如此抗議（？）。

但站在醫師的立場，我也不能直接答應對方：「那妳就喝個過癮吧！」

不過，要是在健康檢查中血液各項指數都沒有出現異常、體重沒有過重，而且腸胃狀態良好的話，我認為**偶爾稍微多喝一點也無妨**。與其因為不能喝酒而備感壓力，不如偶爾愉快地放鬆飲酒應該對身體更好。

在我的診所中也有女性工作人員愛酒成痴，但她的血液指數都完全沒有異常、也一點都不胖，總是充滿活力，而且也不曾宿醉過。我想她分解酒精的能力應該非常優秀吧！

儘管如此，還是請大家千萬要**留意飲酒過量的問題**。

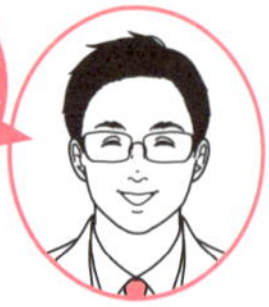

我會這樣做…

只要留意下酒菜與最後吃下的餐點，「喝酒不會變胖」！

我自己並不討厭喝酒，晚餐時也一定會喝一杯。

以前我常喝威士忌，不過最近我喜歡喝檸檬沙瓦與啤酒。帶點鮮甜的啤酒非常好喝，我特別喜歡日本國產的白啤酒；妻子則喜歡紅酒，回家後她總是邊煮晚餐時就開始喝了。

與別人一起共飲時，就連我偶爾也會不小心喝太多，遇到這種時候，隔天我就會克制自己不喝酒。

常會有人問我：「喝酒不會變胖嗎？」其實，只要**慎選下酒的小菜與最後收尾的飲食內容，喝酒並不會如大家想像的變胖太多**。

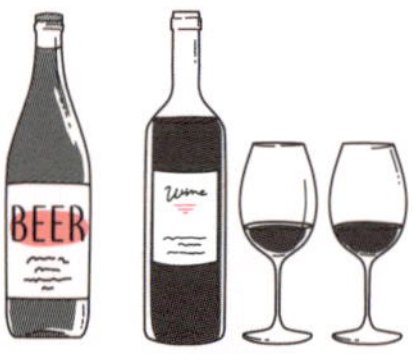

酒精屬於進入人體後會全部消耗掉的「**空熱量**」，因此**光喝酒其實不太會變胖**。有些豪飲的人之所以看起來很瘦，是因為這種人只光喝酒、幾乎不吃下酒菜與料理的緣故。

所以，只要**適量飲酒，並選擇低醣、低熱量的下酒菜與料理就沒問題**囉！

Dr. 池谷
畫重點！

22

適量飲酒不僅能讓人放鬆，對自律神經也很有幫助。只要慎選下酒菜與最後收尾的餐點，喝酒並不會變胖！

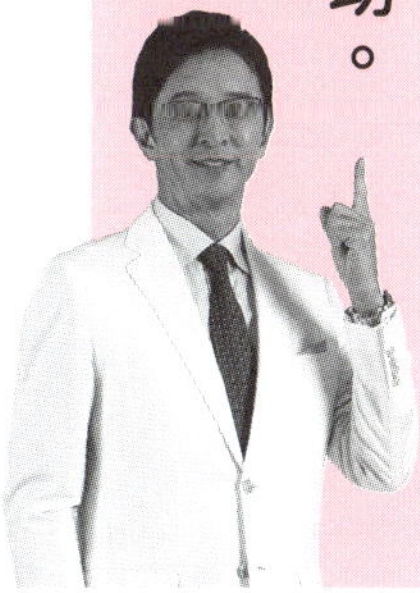

MEMO

第4章

讓心臟更有活力的「10大明星成分」就是這些！

享受美食、同時保養心臟！

享用美食，讓心臟更有活力！一舉公開「10大明星成分」

在本章，我要介紹能維護「心臟健康」的「池谷式飲食法」。**攝取「能維護『心臟健康』的成分」**，就是池谷式飲食法不可或缺的祕訣。

所謂能維護心臟健康的成分就是「**LTP（乳三胜肽）**」、「**GABA（γ－氨基丁酸）**」、「**槲皮素**」、「**EPA（二十碳五烯酸）、DHA（二十二碳六烯酸）**」、「**茄紅素**」、「**蘿蔔硫素**」、「**膳食纖維**」、「**葉酸**」、「**可可多酚**」與「**紅酒多酚（白藜蘆醇）**」這10種。

這10種成分堪稱是「**能維護『心臟健康』的『明星成分』**」也毫不為過。

接下來，我就要依序介紹這10種明星成分。

10大明星成分 1

LTP 降低血壓、讓血管年齡重返年輕，預防動脈硬化！

ＬＴＰ（乳三胜肽）是一種存在於起司及米麴中的成分。

接下來我要講的內容會比較專業一點，沿著血管內側組成的「血管內皮細胞」一旦受到損傷，就會使動脈硬化變得更嚴重。血管內皮功能可藉由測量血流介導擴張程度（ＦＭＤ）來進行檢查評估。

當我們在測量血壓時，會在手臂綁上壓脈帶，等到解開壓脈帶後，血流變會增強。透過強烈血流的刺激，血管內皮細胞會釋放出一種氣體狀的血管擴張物質一氧化氮（ＮＯ），使**末梢血管擴張**。**末梢血管可以擴張的程度就是ＦＭＤ的數值**，若血管內皮功能不佳時，ＦＭＤ的數值也會變低。

在一項為血壓偏高的中老年人進行FMD檢查的研究中顯示，「LTP」能讓血管內皮細胞正常發揮功用，讓末梢血管順暢擴張、並使偏高的血壓順利下降。

不僅如此，「LTP」還能讓血管年齡重返年輕，進一步達到預防動脈硬化的功效！

★富含LTP的食品

起司（藍紋起司、高達起司）、米麴

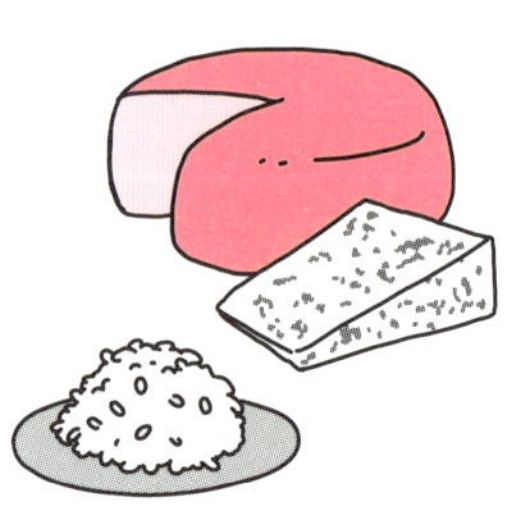

10大明星成分 2

GABA 不只能減輕壓力，其實還能降低血壓！

所謂的「GABA」就是「γ－氨基丁酸」（gama-amino butyric acid），屬於胺基酸的一種。由於最近市面上有在販售添加GABA的巧克力與咖啡等食品，知道GABA的人也越來越多。

GABA最廣為人知的功效是**「舒緩壓力的放鬆效果」**，不過，其實GABA也具有**「降血壓的功效」**。GABA不僅能鎮定「交感神經」，還能抑制會使血管收縮的正腎上腺素發揮作用，讓血管擴張，進一步使血壓下降。

★富含GABA的食品

巧克力、番茄、納豆、黃豆、菇類、發芽糙米、香蕉等

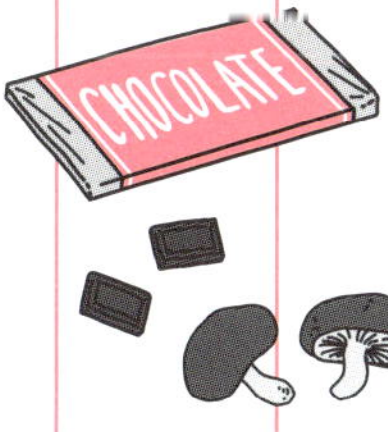

10大明星成分 3

槲皮素
讓血管保持健全狀態

「槲皮素」是一種在蔬菜、水果、尤其是洋蔥表皮中含量相當豐富的「多酚」。特色是呈現黃色，並略帶苦味。

一般認為**槲皮素具備「抗氧化作用」，能預防血管內皮細胞受到氧化的損傷，並促進血液循環，使血壓下降**。不僅如此，「槲皮素」還能降低膽固醇、抗過敏，甚至還有降低體脂肪的功效。

★富含槲皮素的食品

洋蔥、蘆筍、綠茶等

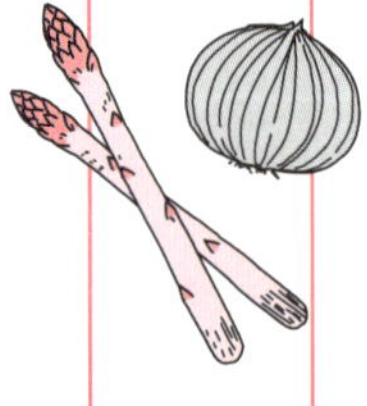

10大明星成分 4

EPA·DHA
維護「心臟健康」的不二人選！

在竹筴魚與鯖魚等青背魚中富含大量的「EPA」與「DHA」。「EPA」與「DHA」都屬於「Omega-3不飽和脂肪酸」，這種油脂是在人體無法自行製造的**「必需脂肪酸」，需從飲食中才能攝取**。

雖然「EPA」與「DHA」很容易讓人誤會是同一種物質，不過事實上這兩者的功效還是有些許差異。

這兩者共同的功效是**「抗發炎」**。或許大家一看到「發炎」，就會立刻聯想到受傷或喉嚨痛等，不過其實在身體裡「看不見的部位」也會發炎。例如，**疲憊與壓力可說是「大腦的慢性發炎」，憂鬱症與動脈硬化也跟「體內的慢性發炎」**有所關聯。

由於「EPA」與「DHA」能鎮靜這些體內的發炎，因此也可以預防慢性發炎所造成的**動脈硬化，達到降低心肌梗塞、腦中風發病風險的功效**。

「EPA」、「DHA」的功用分別是？

「EPA」能夠讓末梢血管順利擴張，降低血小板的活性，使血液變得乾淨順暢，進一步促進血液循環。

「DHA」則能對大腦發揮作用，促進成長期的大腦發展，可能可以預防憂鬱症與失智症。

此外，甚至還能**營造出「不易動怒的情緒」**。有些人在承受壓力時很容易變得煩躁不安、暴躁易怒，多攝取DHA便能讓這種無處宣洩的情緒鎮定下來，可發揮**「穩定心靈」**的作用。

「EPA」、「DHA」都能**降低血液中的「三酸甘油脂」，減少「超壞膽固醇」，也**

就是「**緻密低密度脂蛋白膽固醇**」。不僅如此，還能**增加**「**高密度脂蛋白膽固醇**（**好膽固醇**）」，**避免動脈硬化繼續惡化**。更有研究報告指出，「DHA」特別能針對「高血脂症」發揮優異的改善功效。

★富含「EPA」、「DHA」的食品

青背魚（竹筴魚、沙丁魚、鯖魚等）

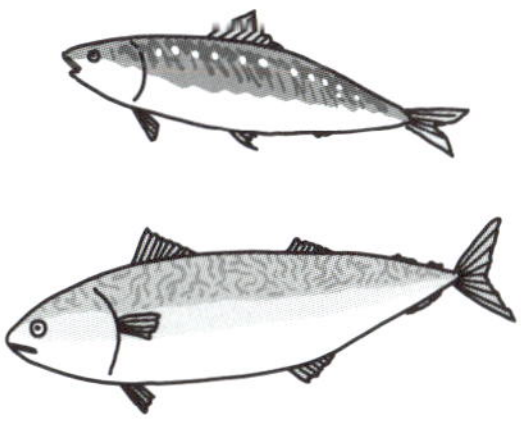

10大
明星成分

5

茄紅素
讓血管年齡重返年輕！

在番茄等食材中含有的紅色色素「茄紅素」，具有非常強的抗氧化功效。據說茄紅素的抗氧化效果是「β－胡蘿蔔素」的2倍以上，更是「維生素E」的一〇〇倍。

如此強效的抗氧化作用能**保護血管內皮細胞，抵擋氧化帶來的損傷，同時預防動脈硬化**。不僅如此，茄紅素還能**促進血液循環，降低血壓**。

此外，茄紅素也能**抑制血糖上升，並預防肥胖**。

雖然「茄紅素（Lycopene）」的語源來自於希臘語中番茄學名的一部分，不過除了番茄之外，還有許多食材都含有茄紅素。

★富含茄紅素的食品

番茄、金時紅蘿蔔、西瓜、柿子、杏桃、木瓜、芒果等

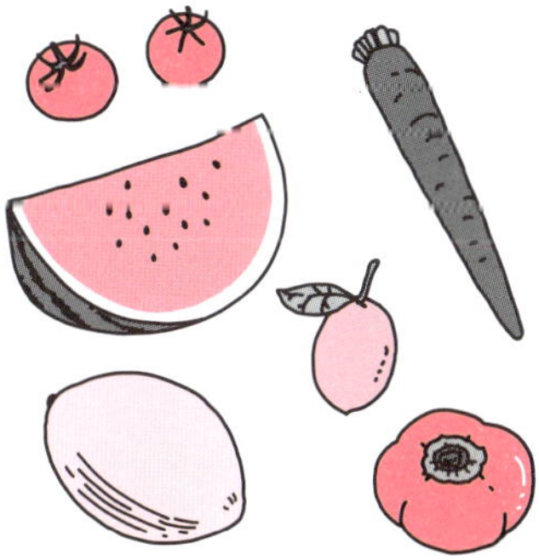

10大明星成分 6

蘿蔔硫素
具備「最強抗氧化作用」，還能對付肥胖問題！

「蘿蔔硫素」是一種在青花菜等菜苗中含有的成分，根據研究報告指出，蘿蔔硫素具有非同小可的促進健康功效。

蘿蔔硫素對「心臟健康」特別有幫助的功效有下列這兩種：

❶極強的抗氧化功效

首先，蘿蔔硫素具備**極強的抗氧化功效**。在抗氧化這方面，蘿蔔硫素可說是達到了「最強」境界。實力堅強的抗氧化效果能**保護血管內皮細胞，抵擋氧化帶來的損傷，並阻止動脈硬化繼續惡化**。

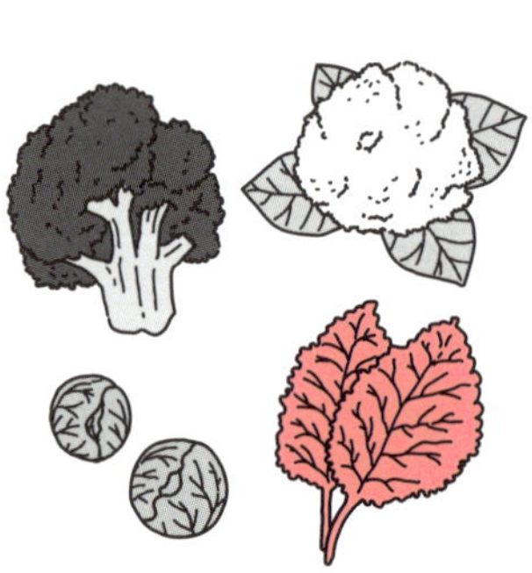

❷改善肥胖的效果

蘿蔔硫素第二個令人稱道的功效就是**改善肥胖的效果**。

脂肪細胞可分為用來**儲存能量的「白色脂肪細胞」**，以及可**燃燒脂肪的「棕色脂肪細胞」**。我們現在已經得知，**「蘿蔔硫素」可以讓「白色脂肪細胞」轉變為棕色，可以促進脂肪燃燒**。因此，蘿蔔硫素不僅可以減少內臟脂肪，還能進一步達到預防糖尿病的功效。

更重要的是，蘿蔔硫素還能解決高油脂飲食所造成的「腸道菌群」紊亂問題，鎮靜體內的發炎，改善引起代謝症候群的元兇「胰島素阻抗」。**維持正常的「腸道菌群」，可以減少因高油脂飲食而增加的脂多醣（LPS）轉移至體內，抑制肝臟與脂肪細胞產生的慢性發炎，更可以改善胰島素的作用，有效預防糖尿病**。

除此之外，蘿蔔硫素還有**抗幽門螺旋桿菌**、**預防癌症**等效果，對健康好處多多。

★富含蘿蔔硫素的食品

青花椰苗、青花菜、花椰菜、羽衣甘藍、球芽甘藍等

10大
明星成分

7

膳食纖維
腸道是「第二個大腦」！「腸腦軸」，整頓腸道環境也能維護心臟健康！

大家或許會覺得「**膳食纖維**」乍看之下與「心臟健康」似乎沒什麼關連，不過其實這兩者的關係極為密切。

從「**腸腦軸**」這個詞彙、以及**腸道是「第二個大腦」**的說法中，都可以得知腸道與心臟的關聯甚深。舉個例子，你曾有過「壓力大到腹瀉」的經驗嗎？這就是大腦透過自律神經影響腸道的證據。

正因為這兩者的關係極為密切，反過來說，若能**維持良好的腸內環境，我們面對壓力時便能有更強的抗壓性**。換句話說，**整頓腸內環境也能預防自律神經紊亂，緩和因壓力導致的「交感神經緊繃」，進一步維護「心臟健康」**。

能整頓腸內環境的食材族繁不及備載，首先最重要的就是「**膳食纖維**」。尤其是「水溶性膳食纖維」能成為腸道內好菌的食物，經發酵後還會產生「**短鏈脂肪酸**」。

所謂的「短鏈脂肪酸」是包含了「**丁酸**」、「**丙酸**」、「**醋酸**」等的「**有機酸**」，其中「丁酸」是腸道上皮細胞最重要的能量來源，還具有**抗發炎功效**，能在體內發揮優異的生理效果。

此外，**「膳食纖維」還能讓人體減緩吸收糖與油脂，並且吸附膽固醇再將膽固醇排出體外**，因此能有效**預防「肥胖」、「高血脂症」、「糖尿病」**等問題。

★富含膳食纖維的食品

牛蒡、黃麻菜、菇類、蒟蒻、豆類、海藻類等

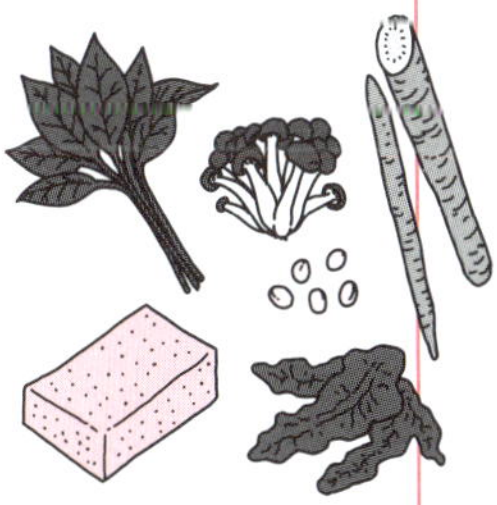

10大明星成分 8

葉酸 以備受矚目的維生素預防動脈硬化

「葉酸」是「維生素B群」之一，葉酸能和維生素B_{12}共同發揮作用製造出紅血球，因此也被稱為**「造血維生素」**。對孕婦而言，葉酸應該是再熟悉不過的維生素了。

由於「葉酸」能幫助細胞分裂、成熟，對胎兒是極為重要的營養素，因此從懷孕前一直到產後都必須特別留意攝取葉酸。

最近的研究發現，「葉酸」其實也是一種對「心臟健康」至關緊要的維生素。關鍵就在於名為**「同半胱胺酸」**的胺基酸。因為**「同半胱胺酸」很可能是造成動脈硬化的原因之一。**

「葉酸」能與「維生素B_{12}」一起發揮作用，**讓血液中「同半胱胺酸」的濃度下降，進一步達到預防動脈硬化的功效。**

此外，在許多日本的研究中都顯示，**充分攝取「葉酸」可預防動脈硬化，有效減半冠狀動脈疾病與心臟衰竭的發生。**

★富含葉酸的食品

肝臟類、海藻類、海苔、黃豆、納豆、起司、優格、青花菜、毛豆、香芹、蘆筍、菠菜、酪梨等

Dr. 池谷畫重點！

23

整頓腸道，就能維護心臟！擁有更強的抗壓性！注重攝取「蘿蔔硫素」、「膳食纖維」與「葉酸」！

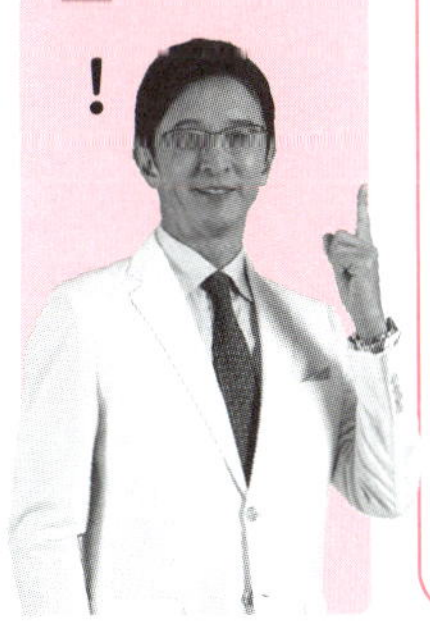

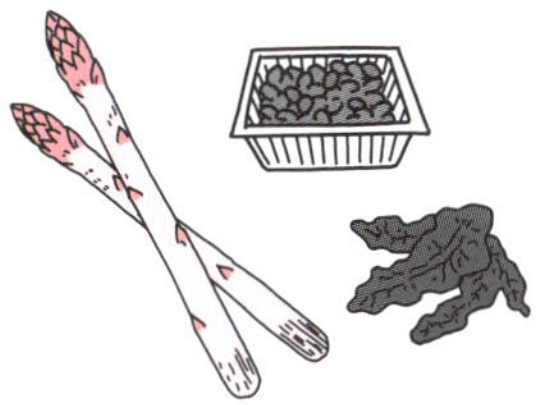

10大明星成分

9

可可多酚
降低血糖，預防肥胖、動脈硬化！還能促進「瘦體素」的分泌！

「可可多酚」主要是由「表兒茶素」、「兒茶素」、「原花青素」（由好幾個表兒茶素、兒茶素相互縮合而成的化合物）所構成。

「可可多酚」具備優異的抗氧化作用，能改善血管內皮功能，預防動脈硬化，還能預防由冠狀動脈血管擴張所引起的心臟病。

此外，我們現在已經得知「原花青素」可以促進小腸分泌出被稱為「瘦體素」的「GLP－1」。GLP－1不僅能促進胰臟分泌出胰島素，預防高血糖，還能在腦部下視丘發揮作用，幫助抑制食慾，因此也能有效預防肥胖。

而且更重要的是，「GLP－1」還可促進血管內皮分泌一氧化氮（NO），讓血管

順暢擴張，達到預防高血壓的效果。

而在骨骼肌之中，可可多酚也能促進葡萄糖轉運蛋白4（GLUT4）轉位至細胞膜，讓肌肉組織攝取更多的葡萄糖，因此能發揮**改善醣類代謝**的功效。

事實上，在實驗中已經證實，用餐後，吃下3顆可可含量高達86%的巧克力（5克／顆），便能有效抑制用餐後高血糖的發生。

★富含可可多酚的食品

可可含量高的巧克力、可可、肉桂、黑豆、蘋果、葡萄籽等

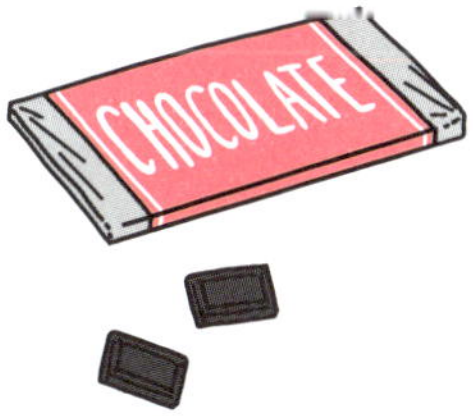

10大明星成分 10

紅酒多酚
利用抗氧化作用改善「血管內皮功能」

大家都知道法國人的飲食生活中，大量攝取肉類等飽和脂肪酸，但罹患冠狀動脈疾病的人卻很少。這是很有名的「**法國悖論**」，乍看之下相當矛盾，不過一般認為關鍵就在於**紅酒中含有的多酚「白藜蘆醇」**。

動脈硬化是由於血液中的「壞膽固醇」低密度脂蛋白膽固醇（LDL）增加，氧化後使膽固醇附著於血管壁所引起。

當今許多研究都顯示，**紅酒中含有的「白藜蘆醇」能防止低密度脂蛋白膽固醇（LDL）氧化，抑制動脈硬化繼續惡化，維持暢通柔韌的血管**，因此終於揭開了法國悖論之謎。

此外，也有研究報告指出，「**白藜蘆醇**」在第二型糖尿病患者身上也能發揮抗動脈硬化的作用。

那麼不喝酒的人該怎麼辦呢？這幾年日比野佐和子醫師也提出了令人歡欣的研究報告。

在她的研究中，讓健康人士每天攝取400mg含有「白藜蘆醇」的紅酒精華粉末（「白藜蘆醇」含量為20克），連續攝取12週，比較了12週以來血管內皮功能指標FMD數值的變化。結果顯示**紅酒精華粉末的確能改善血管內皮功能，讓血管變得更暢通柔韌**。

最近市面上也推出了越來越多無酒精紅酒，許多餐廳的酒單上也會列出無酒精紅酒提供顧客選擇。在我家，用餐時也經常搭配紅酒一起享用。

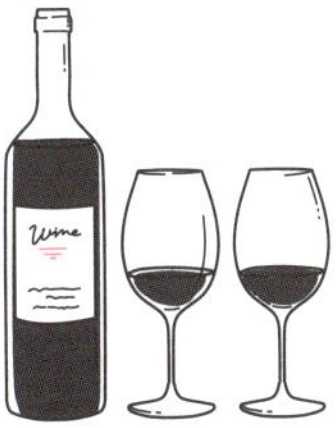

★富含紅酒多酚的食品

紅酒、無酒精紅酒

Dr. 池谷畫重點！

24

疲憊與壓力是「大腦慢性發炎」。攝取「明星成分」，營造出「穩定的心靈」！

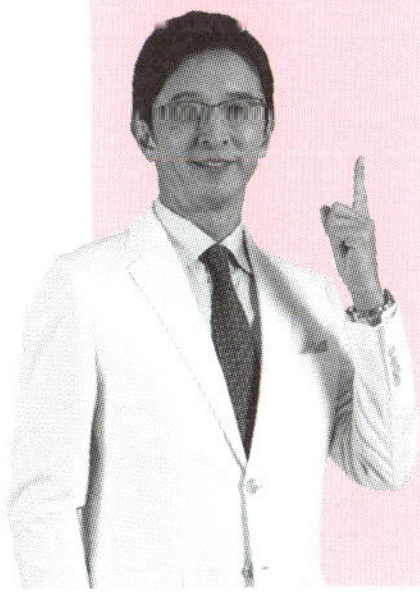

「壞油」會直接對心臟冠狀動脈造成惡劣影響！

先前已經介紹過對「心臟健康」有益的「10大明星成分」，現在就要告訴大家「不利於心臟的食物」有哪些？

✚不利於心臟的「應避免食物」就是這些！

不利於
心臟的食物

肉類脂肪、乳製品、沙拉油等，不知不覺攝取過多油脂，其實會讓心臟變疲憊!?

「不利於心臟的食物」很顯然結論就是「**鹽**」與「油（脂質）」。

在前面的章節中已經告訴過大家鹽分攝取過量的壞處了，這裡我就針對油脂進一步說明。

雖然脂質是構成體內「細胞膜」非常重要的營養素，不過，若是**大量攝取「壞油」，就**

會對血管直接造成惡劣影響。

「該避免攝取的壞油」究竟有哪些呢？

油脂可分為**「飽和脂肪酸」及「不飽和脂肪酸」**，其中必須**特別留意的就是「飽和脂肪酸」**，具體來說就是**肉類的肥肉、豬油、乳製品的脂肪**等。

若是攝取過多上述油脂，體內的「壞膽固醇」與「三酸甘油脂」便會增加，促使冠狀動脈硬化，**提升罹患冠狀動脈疾病的風險**。

沙拉油就是盲點！需多留意「亞油酸」、「花生四烯酸」

而「不飽和脂肪酸」則可進一步分類為**「Omega-6 不飽和脂肪酸」及「Omega-3 不飽和脂肪酸」**等。

「Omega-3 不飽和脂肪酸」最具代表性的就是前面章節中提及的「EPA」及

「DHA」。此外，紫蘇油、荏胡麻油、亞麻仁油等都含有豐富的**「Omega-3不飽和脂肪酸」**。

而**「Omega-6不飽和脂肪酸」**則含有**「亞油酸」**及**「花生四烯酸」**等成分。「亞油酸」在體內會轉變為**「花生四烯酸」**。希望大家**一定要多留意「花生四烯酸」**。

我們現在已經得知，若是攝取過多「花生四烯酸」會在體內引起發炎，促使動脈硬化情形惡化。

以往曾有段時間大家認為「亞油酸」對身體很有幫助，鼓勵人們多多攝取，不過現在**幾乎所有人都攝取了太多「亞油酸」，反而應該盡量控制攝取**才對。

富含「亞油酸」的油脂有紅花籽油、玉米胚芽油、大豆油、芝麻油等。

其中，大多數人的盲點就是利用上述油脂製作成的沙拉油。

沙拉油除了在家庭中經常用來烹飪，外食、冷凍食品、即食食品中也都會使用大量的沙拉油來製作，請大家千萬要多加留意。

烹調時盡量使用橄欖油

那麼，烹調時究竟該用什麼油比較好呢？我會建議大家使用橄欖油。因為**在橄欖油中，會轉變為「花生四烯酸」的「亞油酸」含量很少**。

不過要注意的是，雖然橄欖油具有抗氧化功效，不過開封後只要超過2個月就會開始氧化，請大家開封後**盡早使用完畢**。

另一方面，如果是**不需加熱的沙拉醬料，則建議使用富含「Omega-3不飽和脂肪酸」的荏胡麻油及亞麻仁油**等。

由於這些油脂並不耐熱，並不適合用來加熱烹調，直接生食（不加熱）即可。

「反式脂肪」、「過氧化油脂」也是造成動脈硬化的原因，需多留意！

除了上述的油脂之外，還有一些油脂要請大家特別留意，那就是「反式脂肪」及「**氧化的油**」。

「反式脂肪」是在生成、加工油脂的過程中所形成的產物，也是促使動脈硬化的原因之一。像是**人造奶油、起酥油等都含有大量的反式脂肪**。

此外，在**餅乾零食、泡麵、奶油蛋糕、速食、甜麵包等加工食品中，也很有可能含有反式脂肪**。

另一方面，**無論使用哪一種油，都必須注意「氧化」**的問題。尤其是用高溫油炸的油炸食品，更容易出現氧化的「過氧化油脂」。

「氧化的油脂」進入體內之後會使其它油脂都跟著氧化，因此會對血管造成損傷，促進動脈硬化。

大家應該都常聽說**「油炸用油千萬不可以重複使用」**，這是因為重複使用的油脂會使氧化更劇烈的緣故。就算不考慮油脂的氧化問題，「油炸食品」本身就是高熱量、高油脂的食物，考量到「心臟健康」絕對不可以頻繁食用。

對心臟有益的油脂

紫蘇油、荏胡麻油、亞麻仁油、橄欖油等

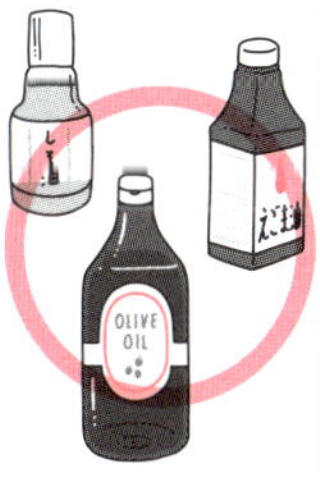

對心臟有害的油脂

肉類的肥肉、豬油、乳製品的脂肪等、人造奶油、起酥油等（反式脂肪）、氧化的油

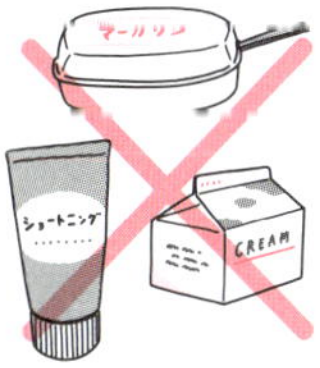

Dr. 池谷
畫重點！

25

了解哪些油是「好油」、「壞油」，預防動脈硬化！
油炸食品的熱量很高，千萬不可攝取過量！

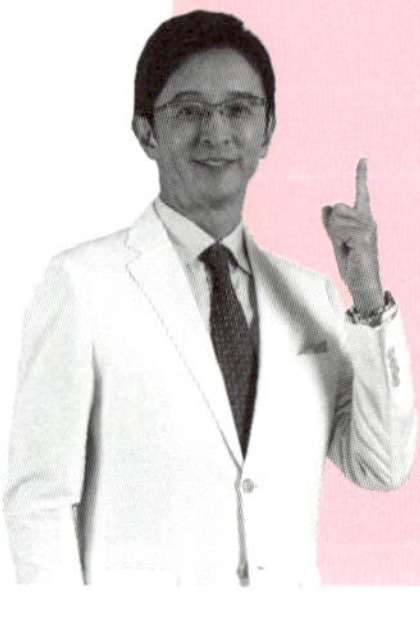

第5章

1天只需5分鐘！利用空檔就能做到、而且成效絕佳！

以正確的運動維護「心臟健康」！池谷式「8個『慵懶』鍛鍊法」（體操&呼吸法）

為**預防動脈硬化**、**維護「心臟健康」**，能發揮優異功效的應該就是「**運動**」了。

原因有三：

1. 運動後，「心肺功能」（讓身體有效吸收氧氣的能力）會**獲得提升，讓副交感神經優先運作，使放鬆時的心跳數不易上下起伏**。
2. 運動能**消除壓力，讓末梢血管順利擴張，藉此改善血液循環，有效預防動脈硬化**。
3. 運動能**解決代謝症候群的問題**，有效預防、改善生活習慣病。

因此，適度的運動可說是對「心臟健康」非常有幫助。

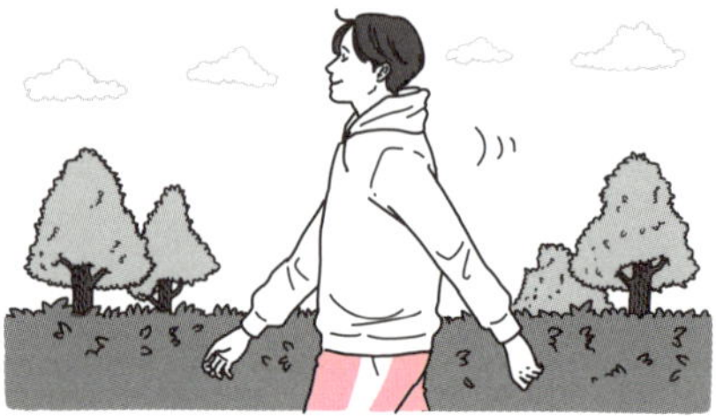

「對心臟好的運動」與「不利於心臟的運動」是？

雖然運動對「心臟健康」不可或缺，但閱讀本書的各位，也許會產生一個疑問：「運動後心跳數增加，不是會對心臟造成負荷嗎？」

不過，**運動最重要的就是「用對方法」**。

換句話說，**運動也有分為「對心臟好的運動」、「不利於心臟的運動」**。

萬一做了**「不利於心臟的運動」**，不僅容易罹患心臟病，原本就有心臟病的人甚至可能會讓心臟病更惡化。

反之，如果是做**「對心臟好的運動」**，就能發揮前述的三大功效。

在目前心臟衰竭的治療中也有採用運動療法，從這點看來，運動對維持心臟功能的重要性可說是不言而喻。

運動有利於「心臟健康」的原因①

提升「心肺持久力」與「全身的肌力」

相信大家都很清楚「**運動可以提升心肺功能**」。

所謂的「**心肺功能**」換句話說就是「**心肺的持久力**」，也就是**深深依賴心臟及肺部功能的身體持久力及耐力**之意。運動後可強化肺部及心臟的功能，還能使微血管增加，讓血流量增多，便能吸收更多氧氣輸送至全身各處。

這麼一來，身體就變得可以長時間提供能量給肌肉。

心臟衰竭的人平時因為心臟收縮與舒張功能低落，在日常生活中常會感到喘不過氣、運動能力不佳，但原因除了心臟功能不佳之外，肌力低落也是關鍵。

運動不只能提高「心肺持久力」，還能強化「全身的肌力」，可發揮增加「身體活動量」的功效。

運動有利於「心臟健康」的原因❷

幫助穩定自律神經，消除壓力

「運動」有利於心臟健康的第二個原因，就在於**可以消除壓力**。

事實上，**運動可消除壓力的效果在近年來也備受矚目**。為什麼運動可以有效消除壓力呢？在《NHK特集》播放的**「壓力殺手」**系列中闡明了其中的真相。「壓力殺手」並不是醫學用語，而是該節目發明的新詞彙，意思是**「危險的壓力很可能成為未來的死因」**。有鑑於心臟與壓力之間的關聯，我認為這個命名非常高明。

這個節目中也介紹了美國心理學會提供的**5個壓力解決對策**：

1. 避免會造成壓力的原因
2. 運動
3. 笑
4. 獲得支援
5. 覺察

其中，關於❷運動這個項目，根據美國心理學會的建議內容顯示，只要進行**「快走到稍微喘息的程度等有氧運動」**，**「就能改變大腦構造，抑制自律神經（交感神經）的興奮」**。

換句話說，**運動可以讓「大腦」產生變化，更進一步消除壓力**。

壓力是在大腦中起反應

壓力是在大腦中起反應，這點我相信不需要再多做說明。

一項老鼠實驗的研究結果顯示，運動後的老鼠與沒有運動的老鼠，大腦裡的變化並不相同。

比起沒有運動的老鼠，運動過的老鼠**「大腦延腦中的神經細胞突起」數量會減半**，也就是說，沒有運動的老鼠神經突起較多。延腦的神經細胞突起較多代表著會接收到更多的資訊，這也會讓大腦感受到更多壓力。

當我們運動後，通常會產生「轉換心情」、「動動身體會帶來好心情」等情緒上的感受。但事實上卻遠不只如此而已，因為**早已有科學實證證明運動可以有效消除壓力了**。

運動有利於「心臟健康」的原因③
增加易瘦細胞——「棕色脂肪細胞」

運動的第三個功效是**「預防、解決代謝症候群」**。

如同前面的章節所述，代謝症候群不只是會促進動脈硬化，也跟壓力密不可分，可說是心臟的「大敵」。換句話說，解決代謝症候群對「心臟健康」而言是非常重要的一環。

想要解決代謝症候群，就必須先知道一個重要的關鍵字。那就是**「棕色脂肪細胞」**。

事實上，「棕色脂肪細胞」正是近幾年來備受矚目的**「不易胖體質關鍵」**。

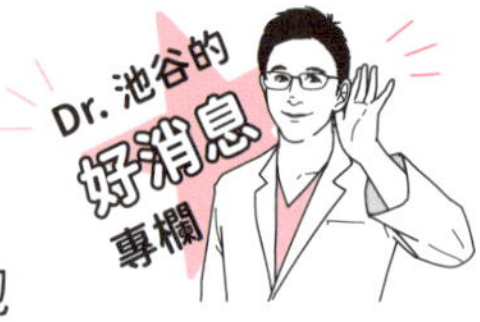

不易胖的體質關鍵就在於「棕色脂肪細胞」

脂肪細胞分為兩種，分別是「**白色脂肪細胞**」與「**棕色脂肪細胞**」。「**白色脂肪細胞」是負責儲存脂肪作為能量來源的細胞**。皮下脂肪與內臟脂肪主要都是由「白色脂肪細胞」組成。而「**棕色脂肪細胞」則能燃燒身體儲存的脂肪**，又被稱為「**產熱脂肪組織**」，年紀還小時人人體內都有很多棕色脂肪細胞，隨著漸漸長大成人後數量就會下滑。

不過，棕色脂肪細胞隨著年齡減少的情況則因人而異，有些人即使已經長大也還是擁有很多「棕色脂肪細胞」。大家應該也曾聽説過「**一點也不胖的大胃王**」吧！這種人往往就擁有很多「棕色脂肪細胞」。

其實，我太太正是屬於這種體質，無論吃再多也完全不會發胖。就算是冬天，她的背後也總是熱騰騰的，我想這也是因為「**棕色脂肪細胞」大多分布在背後與頸部周圍**的緣故。這些部位的棕色脂肪細胞似乎會一直燃燒脂肪、消耗能量，所以才能造就出不易胖的體質。

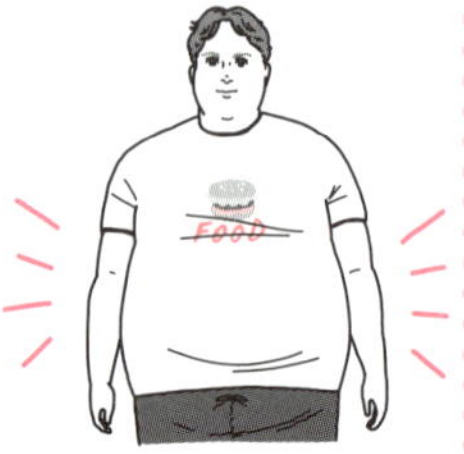

有沒有簡單的方法可以成為「令人羨慕的體質」呢？

每當我說完右側專欄的內容時，大家往往都會表示：「真羨慕這種體質！我也想要『棕色脂肪細胞』！」

我在此要告訴各位一個好消息。那就是近年的研究中發現，**「白色脂肪細胞」受到「某些刺激」後，就可以發揮類似棕色脂肪細胞的功效**。這稱為**「脂肪褐變」**。而**「運動」**正是能誘發這種機制的「刺激」之一。

除了**原本就擁有的「棕色脂肪細胞」**之外，運動可以讓**「褐變後的米色脂肪細胞」**變得**更多，只要這種細胞越來越多，便能成為「易瘦體質」**。

Dr. 池谷
畫重點！

26

運動「有利於心臟」的原因有三！
易瘦細胞「褐變後的米色脂肪細胞」也能靠運動增加！

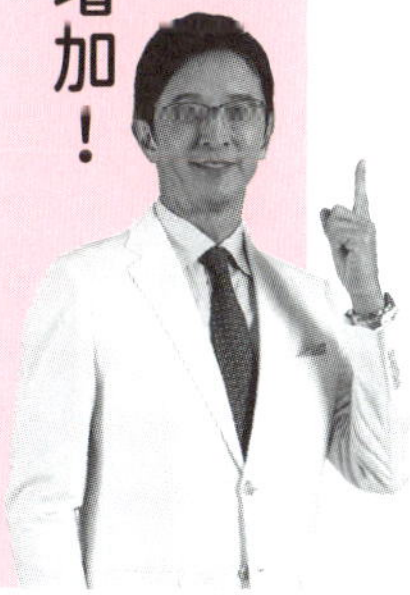

「對心臟好的運動」關鍵在於「心跳數」

既然我們已經知道運動對「心臟健康」很有幫助，那麼接下來就要聊聊**「該做什麼樣的運動比較好」**。

大家應該常聽說有人在跑馬拉松、比鐵人三項時突然倒下的意外，甚至當場死亡。這正是**對心臟造成過大負荷的典型案例**。

很多人都想要藉由活動身體的方式解決代謝症候群與肥胖問題，便勉強自己做一些會大幅提升心跳數的高負荷運動。但這樣不僅燃燒脂肪的效率很差，也會對心臟造成不必要的負荷，這正是所謂**「不好的運動」**。

那麼，**「對心臟好的運動」**究竟是什麼呢？關鍵就在於**「心跳數」**。唯有**在心跳數不要過快、保持在「恰當程度」時，運動才能發揮功效**。

你的心臟沒問題嗎？先掌握「各年齡層的最大心跳數」

至於心跳數的基準，則依**「各年齡層的最大心跳數」**而定。

我們在運動時心跳一定會變快，但並不會無止境地加速，心跳數是「有其極限」的。這稱之為**「最大心跳數」**，每個年齡層的最大心跳數幾乎都在固定的範圍內。

只要用**220減去年齡**，就可以輕易計算出來每個人的最大心跳數。

最大心跳數＝220－年齡

大家也不妨計算看看自己的「最大心跳數」吧！

只要能得知進行運動時的「最大心跳數」百分比，就可以推測出運動的強度。

雖然每個人的情形皆有不同，不過大致上可以歸納如下：

心跳數爲最大心跳數的50～60％＝負荷較低的運動
心跳數爲最大心跳數的70～80％＝強度較大的運動

順帶一提，所謂的「有氧運動」指的是「最大心跳數80％以下」的運動。

「對心臟好的運動」結論是？

現在就讓我們來看看依目的分類的「對心臟好的運動」吧！

❶解決運動不足、病後復建等　↓最大心跳數約40％以下
❷想要燃燒脂肪　↓最大心跳數約40～70％

如果是平時完全沒有運動、或是病後需要復健的人，建議從❶開始做起，再逐漸加強運動負荷。如果是平常就有活動身體的習慣，則可以從❷開始進行運動。

最大心跳數在40～70%的運動，感覺起來大概是「輕鬆～有點累人」的程度。

這是能**最有效率燃燒脂肪的運動**。

具體而言，究竟要做哪些運動才好呢？首先，每個人都可以輕易嘗試的運動就屬**健走**了。如果是還不太習慣運動的人，可以**從健走10分鐘開始挑戰，之後再慢慢拉長時間**。

若是**想要燃燒脂肪的人，一天建議運動30分鐘（以上）、一週運動3～4次**。因為，**最能燃燒脂肪的運動，也是對「心臟健康」最好的運動**。

除了健走之外，也建議大家可以嘗試游泳、慢跑、池谷式「殭屍體操」（請參考第213頁）等運動。

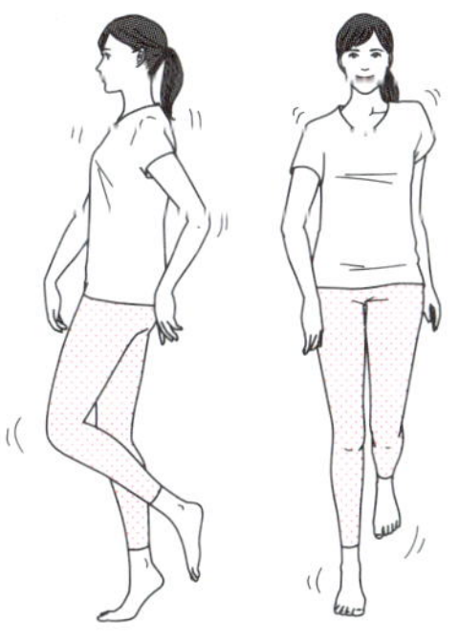

心臟病患者也可以運動嗎？

每當我一提到運動，就一定會有人問我：「心臟病患者也可以運動嗎？」我們現在已經得知，**有氧運動可以維持心臟功能，幫助心臟疾病的恢復**。

雖然以往的醫師會建議「心臟病患者應好好休養」，不過現在**在心臟衰竭的治療當中，也會採用運動療法**來輔助治療。適當活動身體，也可以**預防心臟病再次發作**。

儘管如此，依每個人的病況不同，適合的運動強度當然也會有所不同，在某些情況下的確不建議運動。

若是抱有心臟病的患者，千萬不可以隨意自行判斷，一定要向主治醫師諮詢後，再按照醫師的建議進行運動。

維護「心臟健康」，還能調整自律神經！池谷式「8個『慵懶』鍛鍊法」

除了以健走為首的有氧運動之外，也可以進行一些**「能調整自律神經、消除壓力，維護『心臟健康』」**的鍛鍊，發揮運動功效。

在此，我要介紹能調整自律神經、促進血液循環的**池谷式「8個『慵懶』鍛鍊法」**，全都是**人人都能輕易做到的鍛鍊**。

其中也包含了**「殭屍體操」**，殭屍體操就如同是我的代名詞一樣。請大家務必將下列介紹的各種鍛鍊法融入在自己的日常生活，現在就試試看吧！

池谷式
「『慵懶』
鍛鍊法」
1

解決頭痛、肩頸僵硬！「擺脫E.T.體操」

「E.T.」是從超人氣電影中獲得的靈感。「E.T.」總給人**頭腦往前傾、姿勢不佳的印象**，我將這種姿勢稱之為「E.T.狀態」。經常長時間盯著電腦與手機看的人，很容易會駝背或**「頸椎過直」**。所謂「頸椎過直」指的是**頸椎原本應有的弧度消失、變得直挺挺的狀態**。這也是引起肩膀、頸部僵硬及頭痛的原因之一。

其實，**姿勢與自律神經的關聯也極為密切**。由於自律神經會經過頸部，若頸部持續往前傾、駝背，就會壓迫到神經，使血液循環變差。甚至也有醫師指出：「駝背可能與『憂鬱症』有關。」**駝背會帶來比肩頸僵硬或「儀態不佳」更嚴重的問題**。

「擺脫E.T.體操」，就能針對駝背問題發揮優異的矯正效果。由於只要坐著就能進行這項體操，請大家不妨利用工作的空檔，只要想到就經常動一動吧！目標是利用這個體操「擺脫E.T.體態」！

▶以「擺脫 E.T.體操」解決頭痛、肩膀僵硬、駝背！

❶ 保持坐下的姿勢，將雙手往上方伸展。進行這個動作時要抬起下巴，感覺就像是在看向「前方大樓的5樓」，將雙手伸往「前方大樓的3樓」。

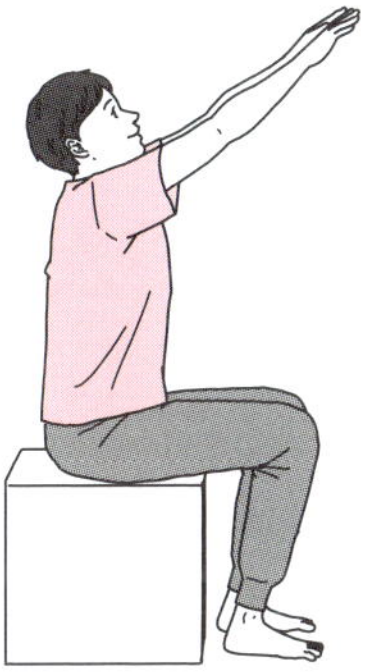

❷ 雙手握拳，拉回軀幹。感覺就像是在空中划船一樣。

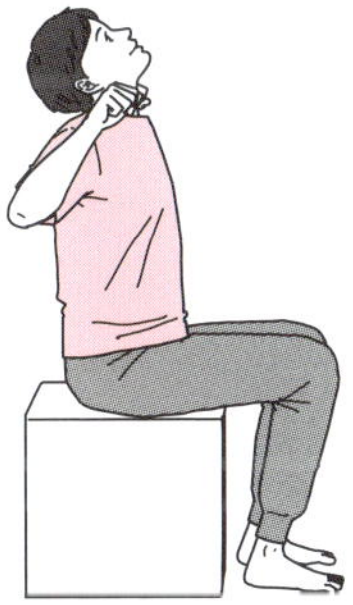

❸ 反覆進行10次左右。

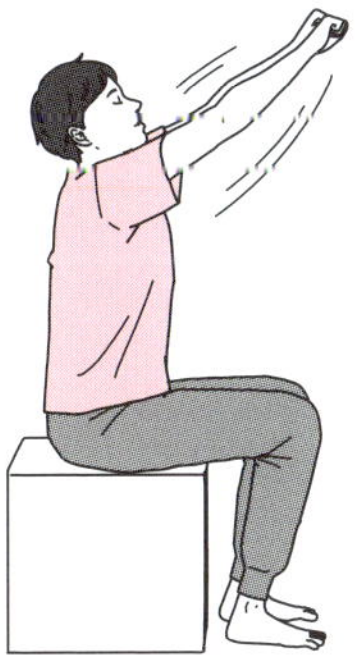

Point

將雙手拉回軀幹時要盡量使肩胛骨互相靠近，感覺就像是要用肩胛骨的縫隙夾碎水煮蛋，做起來會更有效！

池谷式
「『慵懶』
鍛鍊法」

2

利用空檔保養心臟「交叉雙手體操」

現在要介紹的「交叉雙手體操」，也很適合在空檔時間進行。

這項體操必須先緊緊抱住自己的上半身，讓手掌的「血流暫時停止」，然後再鬆開雙手朝下隨意搖晃，藉此「重啟血液循環」。**暫時停止流動的血液會瞬間流動，這麼一來便能舒緩血管，讓血液循環變好**。一旦**血液循環變好，也能帶來放鬆紓壓的功效，同時調整自律神經的平衡**。

這項「交叉雙手體操」無論是站著或坐著都可以進行，而且也不挑場合。請大家不妨在等車時或看電視時，只要想到就試試看吧！

Point

讓手腕在胸前比出交叉的姿勢，盡量緊緊抱住上半身！

▶ 趁空檔做「交叉雙手體操」促進血液循環！

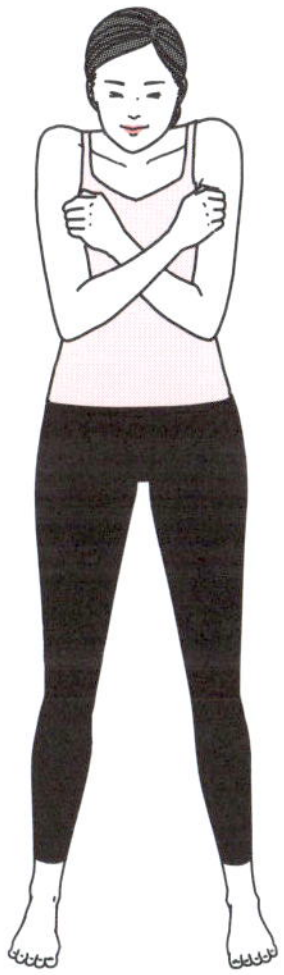

❶ 雙手握拳，在胸前比出交叉姿勢，用力緊緊抱住自己的上半身，維持 20 ～ 30 秒左右。

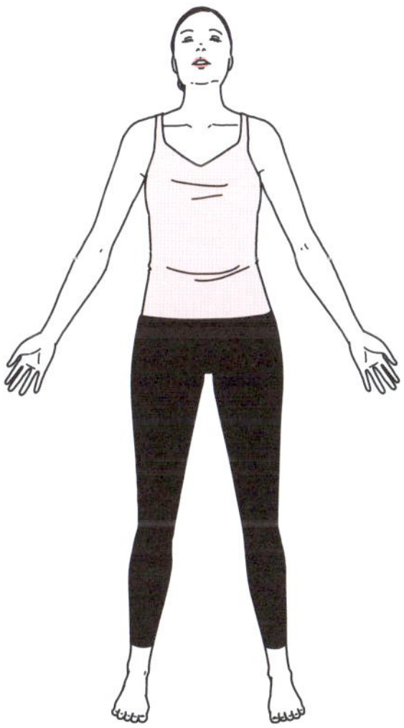

❷ 瞬間鬆開雙手，向下垂放，讓雙手隨意晃動 10 秒。

❸ 上述動作 3 次爲一組，一天進行 3 組。

池谷式
「『慵懶』鍛鍊法」
3

更輕鬆、更簡單！「捏捏體操」

「捏捏體操」可說是簡易版的「交叉雙手體操」，只要用**手掌比出**「石頭、布」即可，光是這樣就能**充分發揮改善血液循環**的效果。

如果家裡正好有用來紓壓或復健、材質具有彈性的「按摩球」，也可以握緊按摩球再放鬆，也能達到不錯的效果。

若是**沒有按摩球，也可以握住另一隻手的上手臂**。觸感有彈性的上手臂，最適合用來代替按摩球。

不過，握住上手臂時，千萬要小心別太用力了。

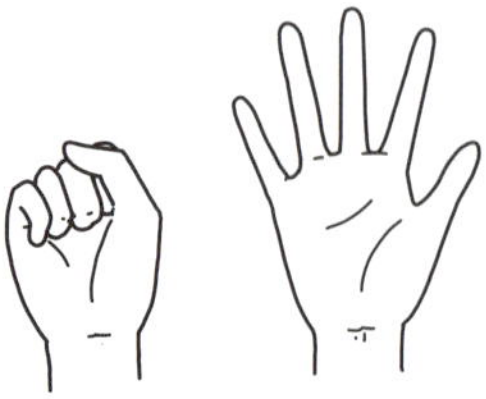

池谷式「『慵懶』鍛鍊法」

4

調整自律神經！「動來動去運動」

「動來動去運動」是京都大學名譽教授森谷敏夫醫師所提倡的運動。

若是維持同樣姿勢與動作超過3分鐘，血壓、心跳數都會變得穩定，自律神經不須發揮功效。

森谷醫師認為，**只要隨時「動來動去」，例如想到就站起身再坐下，便能達到鍛鍊自律神經的效果。**

此外，如下圖所示的**「蟑螂體操」**也很有效，**只要坐著讓雙手與雙腳上下擺動**即可，建議大家可以試試。

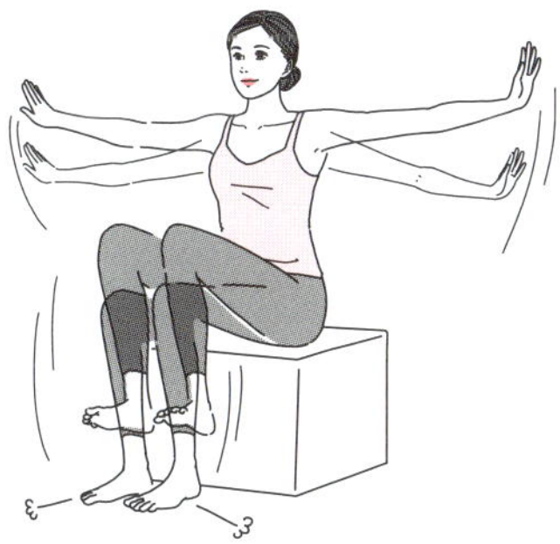

池谷式「『慵懶』鍛鍊法」

5

就寢前的新習慣!?「孤單體操」

到了晚上的**就寢時間**，建議大家試試這項「**孤單體操**」。晚上就寢前，可坐在棉被上雙手抱膝，就好像一個人孤零零的感覺。

此時要**盡量用力抱住自己，維持30秒~1分鐘左右**。

接著突然鬆開雙手，打開手掌，躺在床上呈現大字型，以躺著的姿勢隨意擺動手腳。這組動作要重複3次。

這跟「交叉雙手體操」具備一樣的功效，**藉由促進血液循環，便能進一步調整自律神經**。

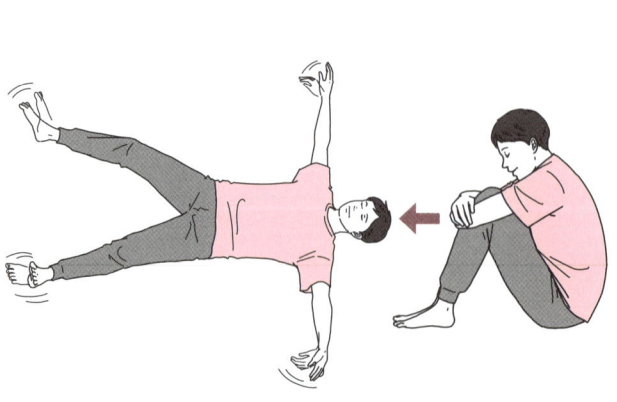

池谷式
「『慵懶』
鍛鍊法」
6

池谷式招牌運動！「殭屍體操」

「殭屍體操」是我最具代表性的自創體操，只要花3～5分鐘、隨時隨地都能做到有氧運動。我在電視媒體上已經介紹過很多次，也寫了一本書專門介紹這項體操，相信應該會有人知道這項體操。

我原本的初衷是：**「有沒有什麼運動是可以讓沒有運動習慣、及患有生活習慣病的人也能輕鬆嘗試的呢？」在嘗試過各種錯誤方向後才設計出的這項體操，沒想到也能對自律神經發揮功效，達到讓心臟休息的效果。**

雖然「殭屍體操」是人人都能輕鬆達成的運動，卻出乎意料地能使用到許多肌肉。因為**運用肌肉可以帶來按摩血管的效果，以結果來看便能調整自律神經平衡，促進「心臟健康」。**

請大家參考下兩頁的 Point，在早餐、午餐、晚餐飯後各做一組殭屍體操。
無論是在家遠距工作的空檔或在公司，試著找出一點點時間試做看看吧！

▶ 光是這樣就很有效！池谷式「基本殭屍體操」

❶ 下半身原地慢跑。
上半身要誇張一點地互相前後擺動左肩與右肩（維持 1 分鐘）。

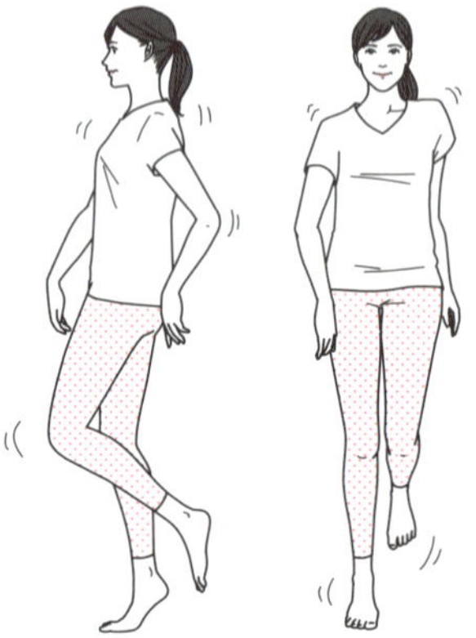

❷ 慢慢地原地踏步（維持 30 秒）。

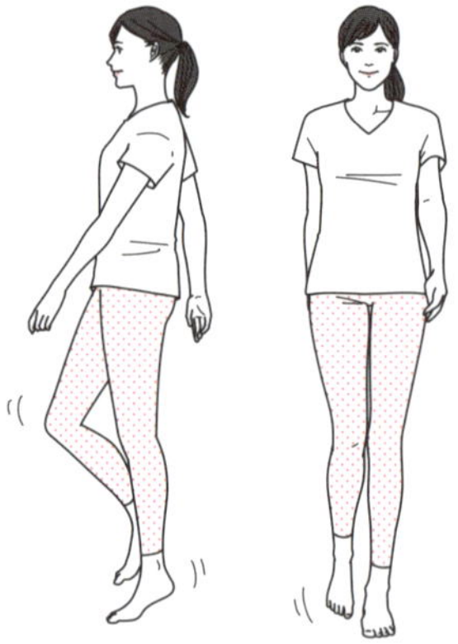

看看影片吧！
YouTube
「池谷敏郎Official Channel」

Point

❶ 腹部用力，手臂放鬆，抬頭挺胸站好。

❷ 前後搖晃兩邊肩膀，就好像在耍賴著說「不要、不要」一樣，並讓下半身在原地慢跑（維持1分鐘）↓接著突然放鬆手臂，讓手臂像是波浪鼓的鼓槌般左右晃動！若有腳痛的問題，只要在原地踏步即可。如果可以，請盡量抬高雙腿增加運動量，效果會更好。

❸ 慢慢原地踏步（維持30秒）。

重複3次步驟❷～❸爲一組動作。

若是不太方便以站姿進行殭屍體操，下一頁會介紹**「只要坐著就能做的殭屍體操」**。

Point

在工作等容易長時間維持同樣姿勢時，一天進行3~6組就能帶來顯著功效！

▶ 只要坐著就能做的「殭屍體操」

❶ 淺坐在椅子上。

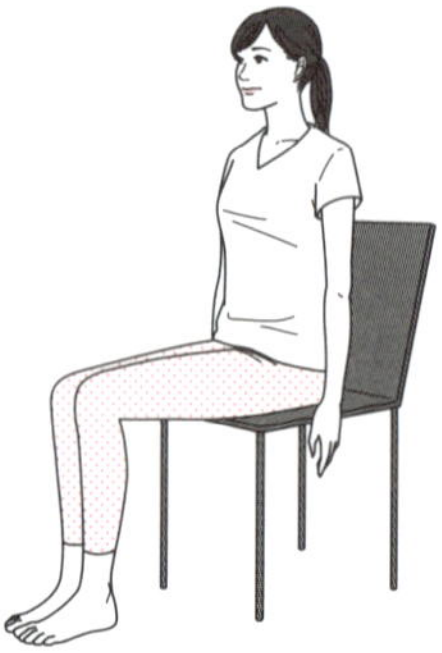

❷ 上半身前後搖晃兩邊肩膀（維持 30 秒）。

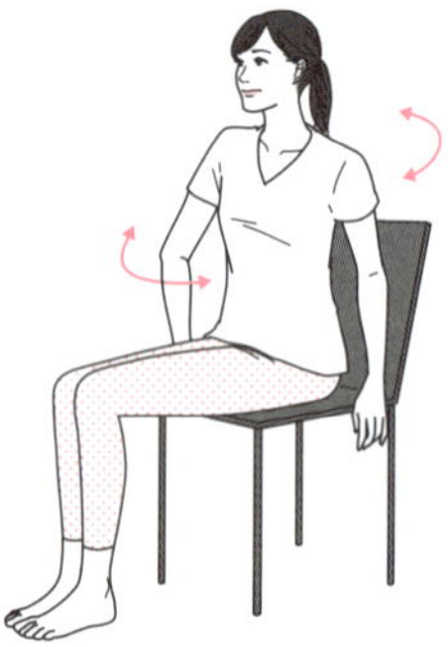

❸ 將腰部保持在原本的位置，將上半身倒向椅背，讓背部靠在椅背上。

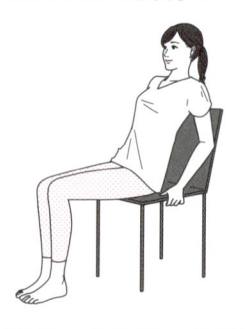

❹ 維持步驟❸的姿勢，交互抬起左右大腿（輪流各抬 3 次）。

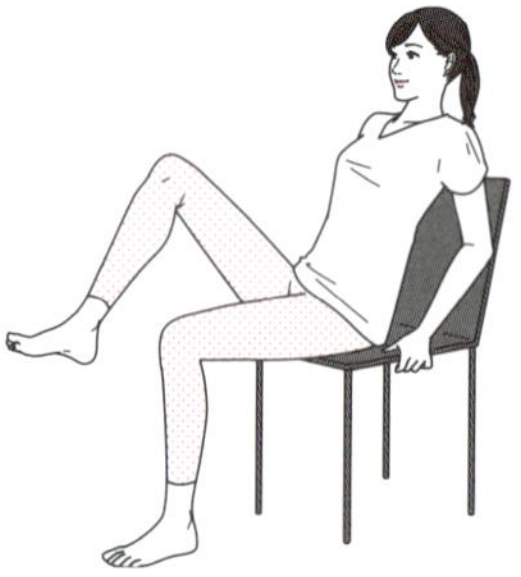

❺ 再做一次步驟❷的搖晃肩膀運動（維持 15 秒）。

❻ 接著再讓背部靠在椅背，呈現步驟❸的姿勢。

❼ 併攏雙腳，抬起腳踝再放下（10 次）。

❽ 再做一次步驟❷的搖晃肩膀運動（維持 15 秒）。

❾ 回到步驟❸的姿勢，如步驟❹抬起兩邊大腿再放下（左右輪流各抬 5 次）。

❿ 再做一次步驟❷的搖晃肩膀運動（維持 15 秒）。

為血管內側按摩、帶來放鬆的「祈禱呼吸法」

自己就可以調整自律神經的「2種呼吸法」

前面的章節中我已經解釋過「運動可以調整自律神經，達到維護心臟健康的效果」，其實除了運動之外，「呼吸」也能達到同樣的功效。

我們無法依照自己的想法驅動自律神經。但唯有呼吸可以讓過度活躍的交感神經獲得鎮定，以一己之力控制交感神經。

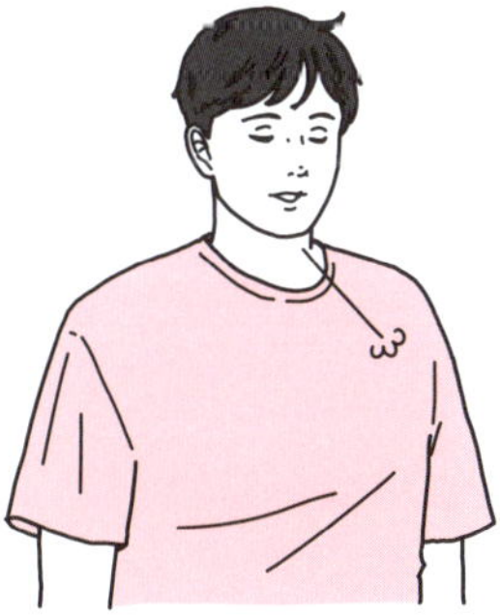

▶ 調整自律神經！「祈禱呼吸法」

❶ 將雙手放在胸前輕輕合十，就像是在祈禱一樣，深吸入一口氣。

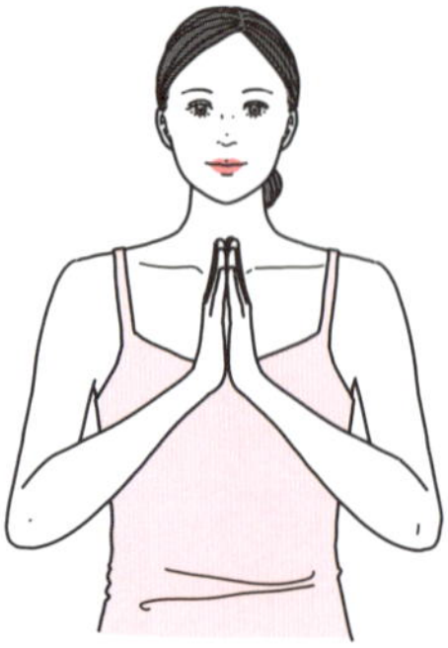

❷ 接著讓雙手手掌用力合十，雙唇擠出縫隙慢慢吐氣（維持 8 秒）。

此時雙臂與雙手都要用力，腹肌也要刻意用力，吐完氣後再突然放鬆。

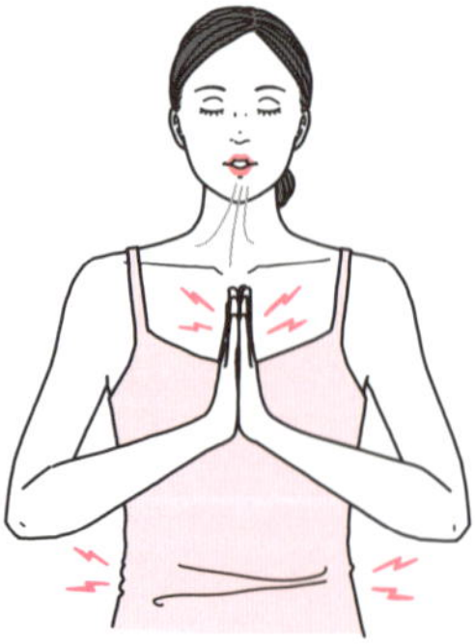

重複 2 ～ 3 次步驟❶與❷。

當自律神經協調時，我們的呼吸自然而然會變得既深又緩。反之亦然，只要主動意識到**要慢慢深呼吸，交感神經便能獲得鎮定，讓交感神經處於放鬆的狀態**。

此外，反覆**「讓肌肉用力再放鬆」**，也能達到從內部按摩血管的功效，自然而然讓自己**處於「放鬆狀態」**。

以專業術語來說，這就是**「漸進式肌肉放鬆法（PMR）」**，屬於放鬆法的一種，在精神科治療與復健治療中都會運用到這種放鬆法。

在此我要介紹2種融合了上述方式的呼吸法。

首先是**「祈禱呼吸法」**。請大家依照下圖的步驟重複進行2～3次。

整套做完之後，身心靈就像是被「淨化」了一樣，會感到無比清新放鬆唷！

池谷式
「『慵懶』
鍛鍊法」

8

讓煩躁不安的感覺漸漸消失！「6・3・3呼吸法」

還有一種呼吸法能調整自律神經平衡，同時達到按摩血管的效果，那就是「**6・3・3呼吸法**」，建議大家都不妨試試。

如同下一頁的插圖所示，所謂「6・3・3呼吸法」就是先縮起小腹用嘴巴吐氣6秒，再用鼻子吸氣3秒，最後暫停呼吸3秒。只要重複這樣的步驟就可以了。

感到生氣、煩躁時，只要進行這個呼吸法，就能讓自己漸漸沉靜下來。

此外，**持續做這個呼吸法或許還能讓小腹變瘦**唷！

Point

- 在工作等容易長時間維持同樣姿勢時，一天實踐好幾次會很有效！
- 「總是睡不著」、「淺眠、很容易醒來」的人可在就寢前試試這個呼吸法，能有效幫助睡眠！

▶ 讓煩躁不安鎮定下來的「6・3・3呼吸法」

❶ 縮起小腹，
用嘴巴吐氣（維持6秒）。

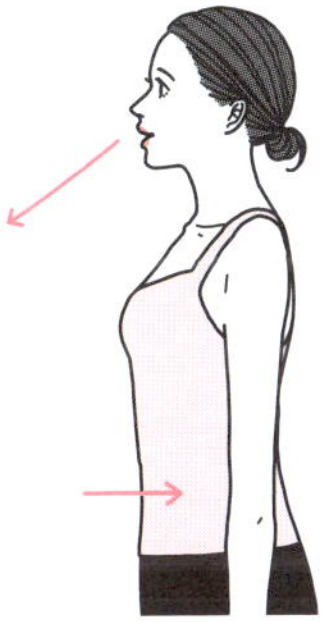

❷ 用鼻子吸氣（維持3秒）。

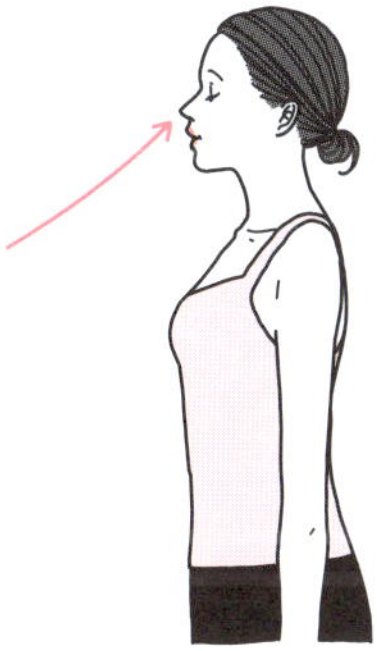

❸ 暫停呼吸（維持3秒）。

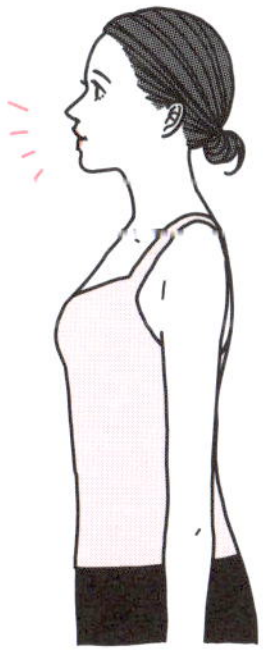

Dr. 池谷
畫重點！

27

人人都能輕易做到池谷式「8個『慵懶』鍛鍊法」！
不會使心跳數上升，維護「心臟健康」的同時，
還能消除壓力

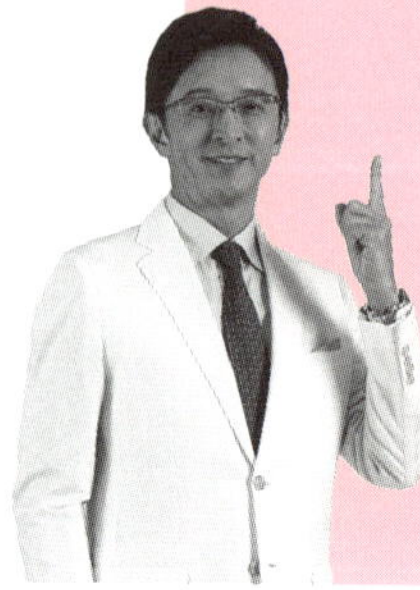

第6章

池谷式瞬間消除「壓力」與「怒氣」的方法

以「一句魔法」並稍微「改變想法」，大幅減輕心臟的負擔！

在本章中我將介紹可**降低血壓及心跳數的「壓力管理法」，讓心臟獲得休息**。

每一個方法都**「只要稍微改變心態」**就好，每個人都能輕鬆做到！

新時代的「壓力管理法」

我們現代人總是過著壓力龐大的生活。無論在工作、人際關係、家庭生活等方面，**做任何事都伴隨著壓力**。

如果是會令人罹患身心疾病的壓力來源，當然必須藉由「排除」、「離開環境」等根治的手段解決，但若不是那麼嚴重的壓力，**「該如何與壓力和平共處」**就成了相當重要的課題。

雖然當我們**在承受壓力時，血壓及心跳數會暫時上升，但我們也可以藉由一些方法適當地排解壓力，讓自己重整情緒**。

我認為，壓力也是一種「思考方式」，當然可以煙消雲散。

接下來，我將介紹我自己也正實踐的**「擺脫壓力的思考方式」**給大家參考。

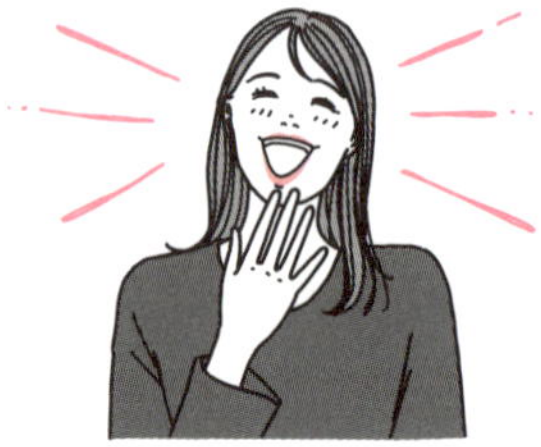

池谷式「壓力管理法」

1

心跳數的大敵！盡量不要想討厭的事

舉例來說，有些人一旦遇到討厭的事，就會隨時隨地掛念著那件事、一直悶悶不樂吧！不過，要是像這樣持續鑽牛角尖想不開，就會讓自己處於慢性「壓力過大」的狀態。因為，每次只要**「想到那件討厭的事」，心跳數都會上升**。

反之，**若遇到討厭的事能當場發火、然後立刻遺忘，或是能用一些方法抒發情緒的人，就可以讓壓力歸零，對心臟也有好處**。

儘管工作很難熬、在人際關係上筋疲力竭、生活中處處不如意，回家後與週末時間若能好好休息或埋頭於興趣之中，自己可以好好抒發壓力就沒問題。

就算不是什麼特別的事也不要緊。像**是在家裡悠閒地喝杯茶、跟朋友見面聊聊天，只要是可以讓自己變得放鬆、讓心靈獲得休息的事就好**。

如果可以，每個人最好都要擁有「兩種以上」可以讓自己獲得放鬆的事物。

因為只要能多增加一個「讓血壓、心跳下降的方法」，就更能「讓心臟獲得休息」。

池谷式
「壓力管理法」
2

「鼓起勇氣逃離」不合、討厭、危險的人也很重要！

有些人很容易對別人產生煩躁不滿的情緒。

例如近年來因為新冠疫情的緣故，有些人「只要看到沒戴口罩的人就會感到特別煩躁」。

不過又不能硬逼別人戴上口罩，對吧！

要是隨便對別人說出：「那邊那個人，請你戴上口罩！」對方若是惱羞成怒也很麻煩，而且說出口的當下，血壓、心跳數都會上升，對心臟也不是一件好事。

雖然遇到這種時候，很容易讓人衝動行事，不過，其實只要把對方當作是一頭「**兇猛惡犬**」就好。若硬要為「兇猛惡犬」戴上口罩，惡犬不僅會對自己瘋狂吠叫、還可能會撲上來咬人吧！與其發生這種事，還不如趕緊離開現場，逃到安全的地方才是上策。

如果不喜歡「逃」這個字眼，那就當作是自己「勇敢撤退」就好。

池谷式
「壓力管理法」
3

客觀告訴自己「沒有人在乎自己的事」

此外，還有一個對「心臟健康」很重要的想法就是，不要在意「面子」、「別人的眼光」。

許多壓力都是因為太在意別人的眼光而產生。

只要告訴自己：「沒有人時時刻刻注意自己、沒有人對自己抱有期待」，這麼一來心情就能變得輕鬆許多。

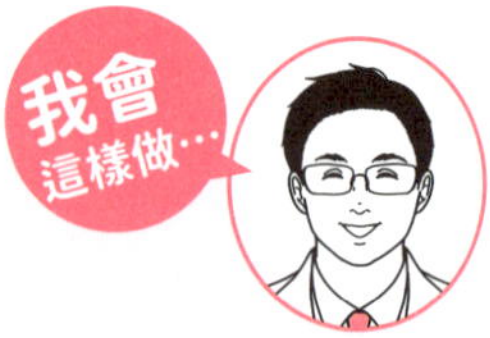

不要追求「完美結果」，而要享受「愉快過程」

我因為參與電視節目擔任來賓，察覺到了一件事。

以往，我每次上了電視，都會在事後反覆地想：「要是當時有那樣說就好了……」、「我竟然說了那種話，真是太失敗了……」，每次後悔都讓我的「**交感神經**」**非常緊繃**。

不過，每當我跟家人或診所同事提起時，**根本沒有一個人有察覺到不妥**。大家的反應都是：「你有那樣講嗎？」、「是這樣嗎？」就算真的有察覺，頂多也只會記住10天而已，過了一年後百分之百會忘記。

於是我了解到，**一個人在說話時散發出的「感覺」比說話的「內容」重要多了**。大家會記住的是我在那當下說話時是否面帶微笑、是否真心誠意地回答問題。

當我了解到這件事之後，緊張的感覺就自然消失了，變得可以冷靜沉著地在鏡頭前侃侃而談。

這麼一來，我感覺到自己反而可以放輕鬆，在節目中做出不錯的表現。

在其它方面也是一樣。例如，休假時打高爾夫也會遇到類似的情景。

如果心裡想著要向一起打高爾夫球的人「露一手」、**「不想輸給大家」，就會緊張得心跳加速，讓心臟撲通撲通地跳**。

實際上，**在高爾夫球場心肌梗塞發作的人並不在少數**。

每當我揮桿落空、或擊出滾地球時，也總是會尷尬得面紅耳赤，覺得丟臉到家了，但只要一想到**「其實沒有人在注意我」**，心情就會輕鬆許多。

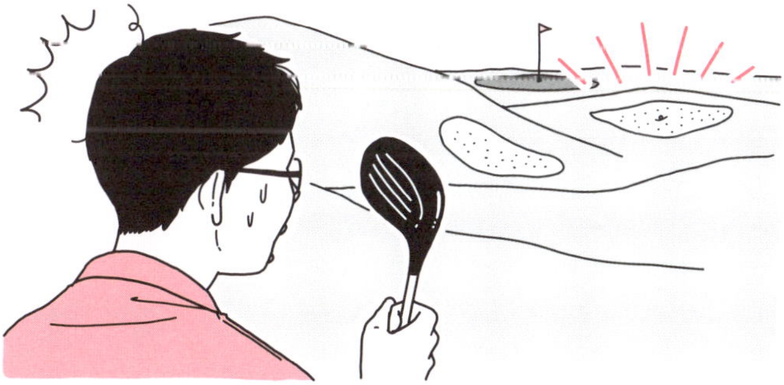

如果是職業高爾夫選手石川遼正在打球，一定會備受矚目，但我打的球根本不會有人在乎，更不會有人期待我打出什麼好球，就算**表現得不好也沒關係**。大家頂多是抱著「如果能看到揮桿落空或滾地球這種有趣的場景，就可以哈哈大笑」這種心態罷了。

請大家不妨回過頭來想想：「當初是為什麼要開始打高爾夫球？」應該是對高爾夫球有興趣，因為好玩而開始嘗試，不是嗎？

後續的章節中我也會提到「擁有興趣的重要性」，但要是因為自己有興趣的高爾夫球而導致心跳數上升、損害「心臟健康」，那就得不償失了，完全沒必要產生耍帥的念頭。

無論是什麼樣的興趣或運動都是一樣的道理。

「不要在乎結果好壞，盡情享受過程」才是最重要的！

池谷式
「壓力管理法」
4

若家人會帶來壓力，就要「保持距離」

會因為家人與家庭感受到壓力的人，其實為數甚多。

如果面對丈夫或妻子時真的會對自己造成龐大壓力，為了「心臟健康」著想，我認為考慮離婚或分居會比較好。

不過，如果程度還沒有這麼嚴重，那我會建議**盡量與對方「保持物理上的距離」**。

最近很多人都因為丈夫整天都待在家裡遠距工作而感到煩躁不已。來到我診所的患者中，也有很多人告訴我類似的煩惱。

遇到這種情形，我都會建議患者**可以出門散散步、前往咖啡廳遠離一下等，「總之就是盡量外出，減少彼此相處的時間」**。

而且出門走走也可以轉換心情，讓自己感到煥然一新，可說是一舉兩得的好方法。

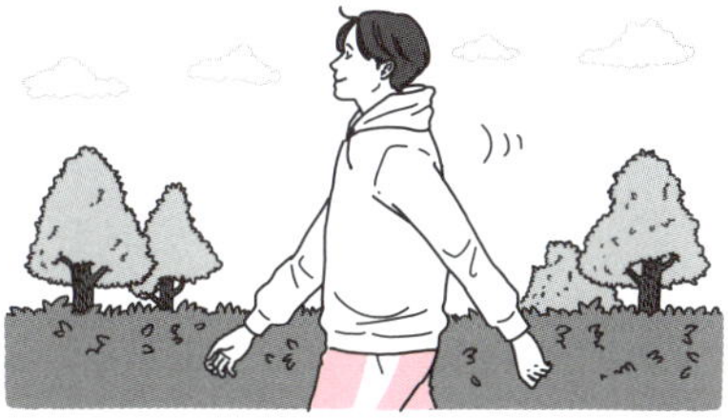

池谷式「壓力管理法」

5

擁有能讓自己「沉迷的興趣」，便能降低死亡風險

擁有「興趣」也是與壓力和平共處的重要方式之一。

讓自己整個埋頭於興趣之中便能獲得放鬆，使「副交感神經」優先運作。

反之，**任何興趣也沒有的人就很容易長期保持緊張狀態，無法讓「交感神經」獲得休息。**

在東京醫科齒科大學等單位所做的調查結果也顯示**「擁有越多興趣的高齡長者，死亡風險越低」**。

就算是為了「心臟健康」著想也好，希望大家一定要擁有自己的興趣。

▶ 擁有越多興趣，死亡率越低！

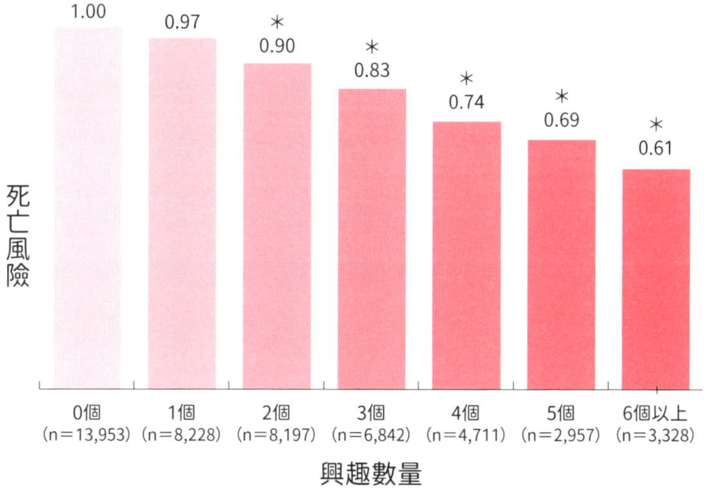

・數據已調整至不受到年齡、性別、教育程度、經濟狀況、就業狀態、有無同住者、婚姻狀況、吸菸、飲酒、BMI、憂鬱情況、認知功能、主觀健康度、疾病（癌症、心臟病、腦中風、糖尿病、呼吸器官疾病及其它）的影響。
・＊符號代表在統計學上屬於有意義的相關。
・以興趣數量為0的人作為基準。

（出處）http://www.japes.net/library/pressrelease/?action=cabinet_action main_download&block_id=4030&room_id=549&cabinet_id=253&file_id=9335&upload_id=12051

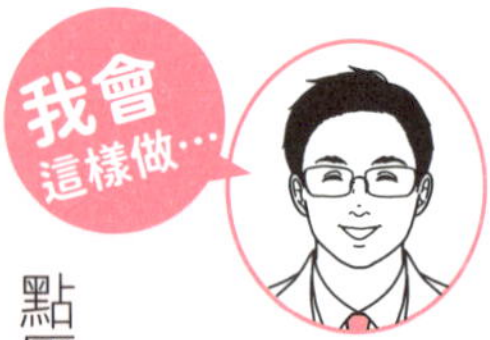

找出「夫妻的共同興趣」

我應該算是不太拘泥於小節的個性，平常不太會累積壓力。生活中當然多少會有點壓力，不過都可以藉由我**感興趣的網球或高爾夫球來抒發壓力**。

但我太太卻是一位一絲不苟的完美主義者。她不僅是一位小兒科醫師，家事與育兒也都盡心盡力打點得井井有條。雖然這樣的她的確很值得尊敬，但正因為如此認真的態度，平時很容易累積壓力（我的「大而化之」應該也是造成她壓力的原因之一吧……）。

她心想「應該要有什麼可以化解壓力的興趣會比較好」，於是**開始學習爵士鋼琴**。因為她原本就會演奏古典鋼琴，我不以為意地認為：「爵士鋼琴應該很快就能彈得很好吧！」

不過，儘管同樣都是鋼琴，古典與爵士的演奏方式似乎截然不同。打個比方來說，就像是日語與英語般的天差地遠，這麼一來，本身就是完美主義者的她，又因為爵士鋼琴而感受到

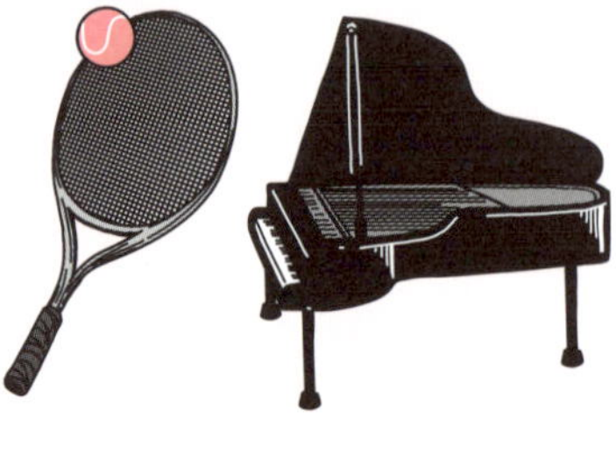

龐大的壓力，結果帶來了反效果……。

後來，我邀她一起打高爾夫球。以往我在休假去打高爾夫球時，我太太都會碎碎念：「花一整天的時間打球，都不管家裡的事……」於是我偷偷心想：「只要一起去打球，她就不會因為家裡的事對我發火了。」我打著這樣的如意算盤。

結果我的計畫徹底奏效，她完全沉浸於高爾夫球的世界裡，終於擁有了一項可以紓解壓力的興趣，而且還讓我體驗到**「夫妻擁有共同興趣」**的好處。

不過，夫妻一起打高爾夫球卻有一項「意想不到」的缺點，那就是精熟高爾夫球的她，竟然開始糾正起我的揮桿動作。

像是「你那樣揮桿太奇怪了」、「腰沒有好好旋轉」等等，正因為她追求完美，就連看別人的動作也看得很仔細，就算打完球回到家後也還會一直跟我說個不停。

雖然太太總算找到了消除壓力的方法，但現在卻輪到我感到壓力龐大了……

Dr. 池谷
畫重點！

28

擁有讓自己「沉迷的興趣」對「一百年心臟」也至關緊要！「擁有越多興趣的高齡長者」，死亡風險越低！

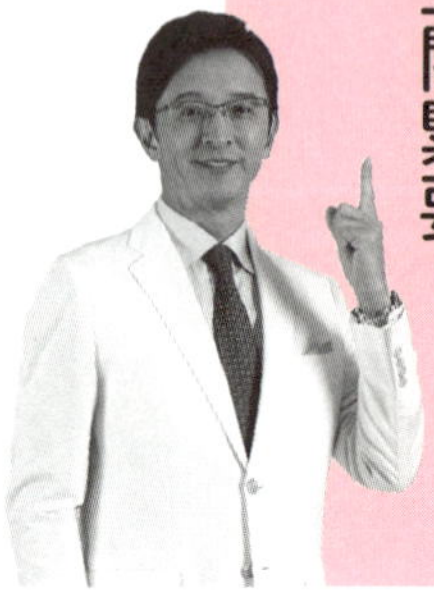

只是自己沒有察覺？確認你的「隱藏壓力指數」！

「工作繳交期限迫在眉睫真著急」、「明天必須跟難纏的對象見面」等，雖然這些都會造成壓力，但其實壓力並不見得都是討厭的事。

舉例來說，像是欣賞運動賽事或旅行等原本應該是享受的事，其實也會成為壓力，增加心臟的負荷。而且，**在某些情況下就連本人都不會察覺到自己的壓力，必須站在客觀的角度審視自己的情況，再建立對策解決才行**。

當我在門診診療眾多患者的過程中，我觀察到許多因壓力造成血壓與心跳數增加、實際上也讓心臟病惡化的案例，統整製作出下列的**池谷式「壓力檢測量表」**。

首先，請大家利用這份壓力檢測量表，檢測出你的心臟壓力程度吧！

若在這份壓力檢測量表中**有勾選任何一項，就可以判定為「你目前感受到的壓力可能會對心臟造成風險」**。

勾選的項目越多，壓力指數就越高，「勾選三項以上為壓力過大」、「勾選五項以上則罹患心臟病的危險性相當高」。

請大家務必參考本書內容，想辦法減輕自己的壓力，降低罹患心臟病的風險吧！

▶ 利用池谷式「壓力檢測量表」測試看看吧！

- ☐ 暴露在極爲炎熱或極爲寒冷的氣候（氣溫、氣壓等）變化下
- ☐ 自己、家人或寵物生病受傷
- ☐ 睡眠不足
- ☐ 運動不足
- ☐ 被截止日期或工作量追著跑
- ☐ 工作或家事操勞
- ☐ 與家人、朋友、同事、鄰居的關係不佳
- ☐ 育兒
- ☐ 照護
- ☐ 同住家人增加
- ☐ 深愛的孩子離家獨立生活
- ☐ 丈夫（妻子）退休後待在家裡
- ☐ 與重要的人（包含寵物）生離死別
- ☐ 災害、事故
- ☐ 搬家
- ☐ 考試、檢定
- ☐ 求職、轉職
- ☐ 結婚、離婚
- ☐ 大量借款、投資失敗
- ☐ 過度喜悅

●判定基準

勾選 1 項以上……目前感受到的壓力可能會對心臟造成風險

勾選 3 項以上……壓力過大

勾選 5 項以上……罹患心臟病的危險性相當高

※ 勾選項目越多，壓力指數越高。

池谷式「怒氣管理法」

「憤怒」是最大的壓力來源，對「心臟健康」而言也是最大的強敵。

若能妥善控制怒意，就能維護心臟健康。接下來將介紹我的獨家訣竅，幫助大家管理怒氣。

池谷式
「怒氣管理法」
1

別讓「沒必要生氣的事」傷害心臟

關於「怒氣管理」、「控制怒氣」等「與憤怒情緒和平共處的方法」，已經有許多相關研究。

發怒不僅「對心臟有害」，也會讓人無法做出「冷靜的判斷」，破壞人際關係等，有百

害而無一利。

我的意思並不是絕對不可以生氣，**有時候的確會發生令人發怒的事，從好的層面來看，憤怒有時候也會成為令人成長前進的動力**。

不過，我們在日常生活中所感受到的怒氣，其實大多都源自於「沒必要生氣的事」。

既然如此，為了「心臟健康」著想，當然是**盡量不要生氣、能保持平靜的心情過日子**就再好也不過了。

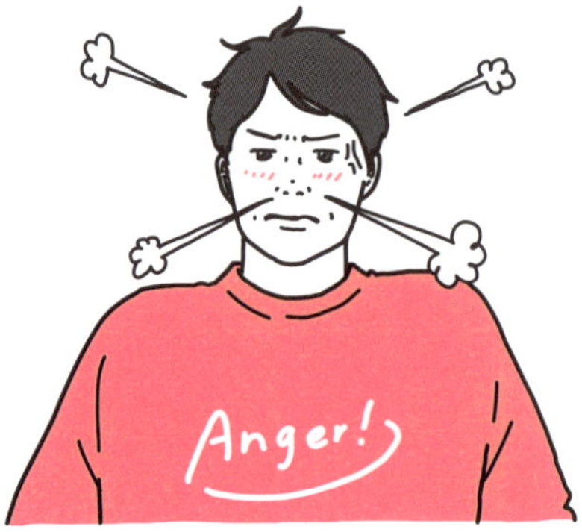

池谷式
「怒氣管理法」
2

怒氣衝天、煩躁不安時的「一句魔法」

我最常說的一句話就是：「你的憤怒與煩躁，值得用你最寶貴的心臟與血管付出代價嗎？」

「你對那個人的憤怒，值得犧牲你無可取代的心臟與血管嗎？」

大家在憤怒時不妨這樣捫心自問，想想看是否值得。只要這麼一想，就會發現幾乎所有的怒氣都**「不值得損害『自己的健康與心臟的健康』」**。

既然如此，自然而然就能轉念，告訴自己：**「算了！」**、**「就隨他去吧！」**

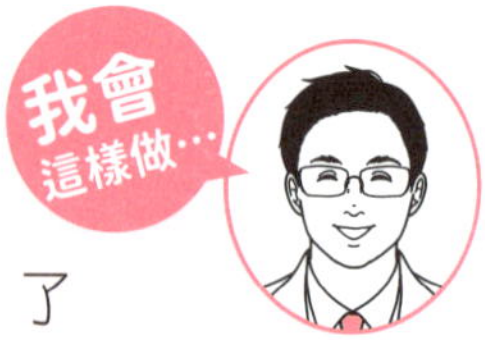

利用「一句魔法」立刻收斂怒氣

我年輕時也經常勃然大怒，最近幾乎變得不太會生氣了。不過，既然身而為人，當然偶爾也會遇上令人心頭火起的時刻。

遇到這種時候，我就會像上一頁提到的那樣問問自己：「**這件事值得我氣到讓最重要的心臟與血管受到傷害嗎？**」只要這麼一想，怒火自然而然就能漸漸平息。

只要是工作，每個人都會遇到生氣煩躁的時刻。不過，遇到這種情形時，請大家試著想起**「這句魔法」**。這個世界上真的有那種值得你犧牲最重要的心臟也非得發怒不可、感到煩躁的事物嗎？

只要這麼一想，大家應該就能明白，**放下絕大部分的怒氣才是上策**。

當你感到憤怒、煩躁時，不妨利用池谷式「怒氣管理法」讓自己找回平靜吧！

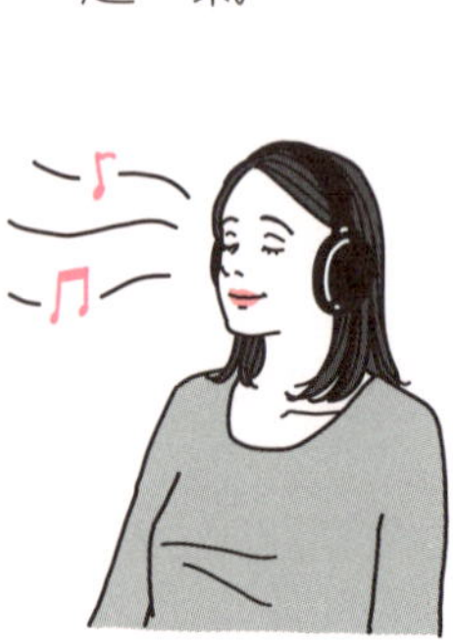

池谷式
「怒氣管理法」
3

「別想改變對方」，減少家庭內的磨擦

在日常生活中大多數的時刻也許還不至於令人「憤怒」，不過總是會遇上讓人感到煩躁不安、悶悶不樂的事。

其中，應該**大多數都是在家裡對丈夫、妻子、孩子產生的煩躁感吧！**

正因為是每天都會見到面的家人，壓力只會日漸累積，**一點一滴對心臟帶來負荷**。

面對這種情況時，最重要的是**不要想著「改變對方」**。

因為一心期望「改變對方」，當對方不如己意時，就會讓人忍不住感到煩躁。

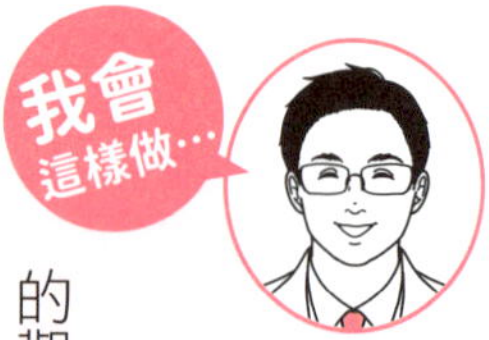

與其「改變對方」，不如「改變自己」

我先前也有提到，我太太是個愛乾淨又一絲不苟的人。她甚至還站在小兒科醫師的觀點，出版了一本關於打掃的書。

而我則是不太拘泥於小節，屬於大而化之的個性，並不是那麼擅長做家事。

我常惹太太生氣的一點是，每次用過的洗手台總是溼答答的。雖然有時候會留意到要擦拭，不過我常常忘了擦、不然就是隨便擦擦而已。不過被她責備時，我不會試圖回嘴，而是乖乖地再回頭去把洗手台擦乾淨。

我從來沒想過要改變妻子，只是偶爾會碎念幾句：「才一點點濕應該沒關係吧！」、「妳也看太細了吧！」因為**與其試圖改變對方，還是改變自己的思考方式與行為比較快**。

所以，最近只要是我能做的家事，我也會盡量多做一點。像是用餐後的收拾、打掃浴室就是我負責的工作。此外，我也負責照顧狗狗、打掃房間，一週大概做1～2次左右。

我這樣寫出來，可能會給人感覺我負擔了很多家事，不過**無論如何妻子做的家事還是遠比我多太多了**。

我負責的只不過是其中一小部分而已。當我察覺到這一點後，我就老老實實地去做我負責的家事了。

在家休息的時間，也是「讓心臟獲得休息的時間」。

要是工作累了一天，回家後還要因為家人而生氣，讓自己感到煩躁不已，就沒時間讓心臟好好休息了。

為了心臟著想，請大家盡量努力在家裡過著和平的生活吧！

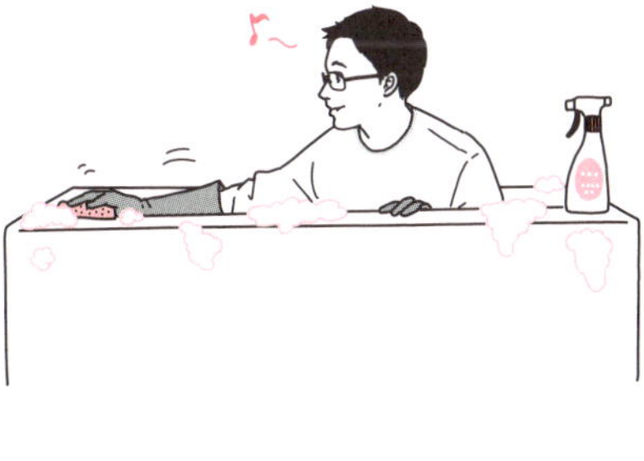

Dr. 池谷
畫重點！

29

與其改變對方，不如改變自己！以「這件事值得我氣到傷害心臟嗎？」這句魔法，將煩躁怒氣拋到九霄雲外！

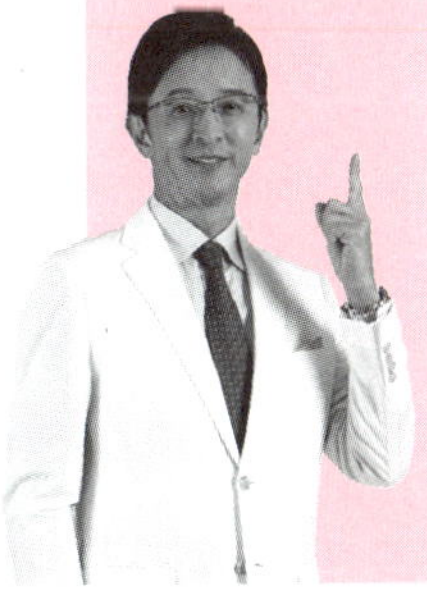

只要轉念，「心情」與「心臟」都會變輕鬆！池谷式「轉念法」

現在真的非常多人因為照護家人而筋疲力盡、或在學校飽受霸凌，承擔了非常大的壓力，我的患者之中有類似煩惱的人也不在少數。

如果你也有這樣的煩惱，我建議可以試試「**轉念**」。

巨大的悲傷也會對心臟造成損傷。接下來，我要告訴大家我自己也正實踐、保護自己遠離悲傷的方法。

池谷式
「轉念法」
1

不要自己一個人擔起所有照護工作

只要遇到正煩惱於照護工作的人，我都會建議「請一定要找一天讓自己好好休息」。

照護工作是沒有假日的。沒有辦法休息，很快就會讓人筋疲力盡，對心臟當然有害無益。雖然有些人會說：「我有適度休息，沒關係」、「睡一覺起來就好了」，但這樣休息的程度還是遠遠不夠。

請大家務必要想辦法**讓自己能夠休息「一整天」**。休息的那天可以請家人代為照護，或是請照護人員幫忙。

而**到了休息的那天，請盡量不要只待在家裡，出門走走讓自己轉換心情吧！**

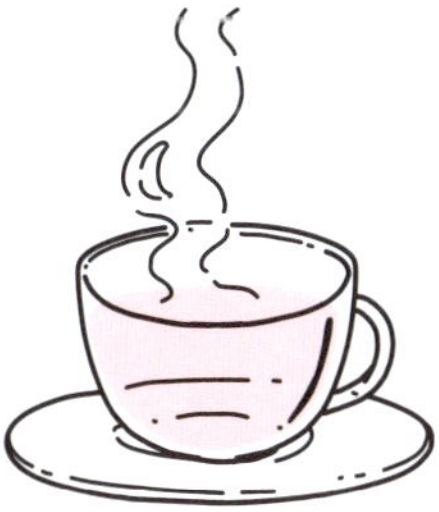

池谷式
「轉念法」

2

替換「別人」與「自己」的立場思考看看

有些人會覺得「排斥將家人送到養老機構」；卻也有不少人苦惱著「雖然想將家人送到養老機構，但本人卻很排斥，沒辦法送去」。

於是只能勉強自己照護家人，累積龐大的壓力，讓自己筋疲力盡，最後把自己的「心臟健康」也拋到九霄雲外，這樣的人其實為數眾多。

面對這樣的人，我會建議對方：**「要不要試著轉個念看看呢？」**

我的意思是，可以試著**替換「別人」與「自己」的立場**思考看看。

換句話說，當自己處於對方的立場（被照護者）時，要是當家人對自己說：「希望你可以去養老機構」時，自己真的可以接受嗎？

如果你想到的是「與其要帶給家人這麼大的負擔，我去養老機構也

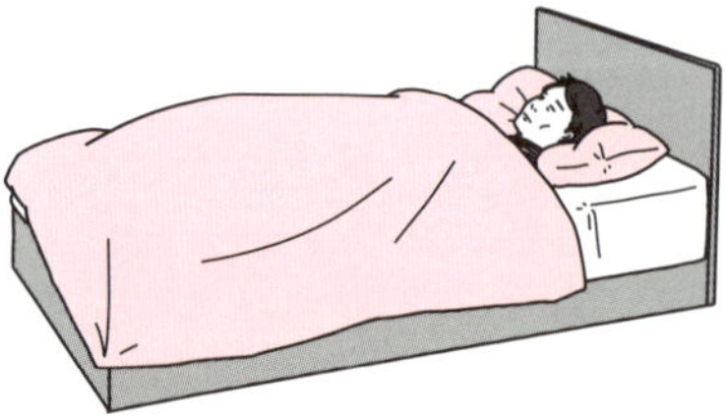

沒關係」，那我會認為將家人送去養老機構是「可行」的方法。

相反地，如果你想到的是「要進入養老機構我可能會吃不消」，那麼將家人送去養老機構就是「不可行」。

如果自己可以甘之如飴地接受，就不妨開口拜託家人看看；如果認為「自己絕對不能接受」，那就不可以強迫別人接受——這就是我的判斷準則。

當我看過各式各樣的人之後，我明白了一件事。那就是當自己遇到同樣遭遇時，**「連自己也無法接受的事，卻強迫別人接受，這麼做以後絕對會後悔」**。

所以，要是換個立場想想「如果是自己的話……」所得出了結論，按照這個結論做決定，未來應該比較不會感到後悔。

若結論是「將家人送去養老機構」，那就下定決心將家人送去，不過**每到會面時間就要帶著最誠摯的笑容作為補償**。在大多數情況下，這麼做雙方都能順利度過未來的人生。

池谷式
「轉念法」

3

霸凌、拒學、與朋友處不來，不要執著於「某個場域」、「某個人」

在我的診所中，也有許多國高中生患者來找我診療。

雖然他們的主訴是腹痛與胸痛，但當我實際診療過後，常會發現他們的腸胃與心臟並沒有問題，真正的問題出在精神層面。

當我繼續詢問，孩子們才會傾吐出「很苦惱與朋友之間的相處」、「無法適應學校」等煩惱。其中也不少孩子拒絕上學。

面對受到霸凌或拒學的孩子們，我總會建議他們**「不必勉強自己待在那個環境裡」**。

如果想要繼續升學，也可以從高中輟學，接受學力鑑定考試報考大學，我認為不需要勉強自己在不適合的環境裡苦苦掙扎。

有些大學生也會告訴我：「學校不適合自己」、「跟朋友處不來」等。我認為**完全沒有必要勉強自己一定要去上學、或與朋友繼續來往。**

我自己也是如此，自從出社會之後，一年頂多只會跟大學時代的朋友見面一次、有時甚至好幾年才會見一次面。每個人都有自己的工作與家庭，實在沒辦法頻繁往來。以前交情很好的朋友都尚且如此了，如果是完全與自己合不來的人，根本一輩子都不會再碰面了。

「你看看你的父母就知道了。他們幾乎沒有在與學生時代的朋友見面來往，對吧！所以，你完全沒有必要勉強自己與合不來、討厭的人來往，一輩子老死不相往來也沒關係喔！」每當我這樣建議對方後，大家都會表示：「這麼一想果然感覺輕鬆多了！」露出如釋重負的笑容。

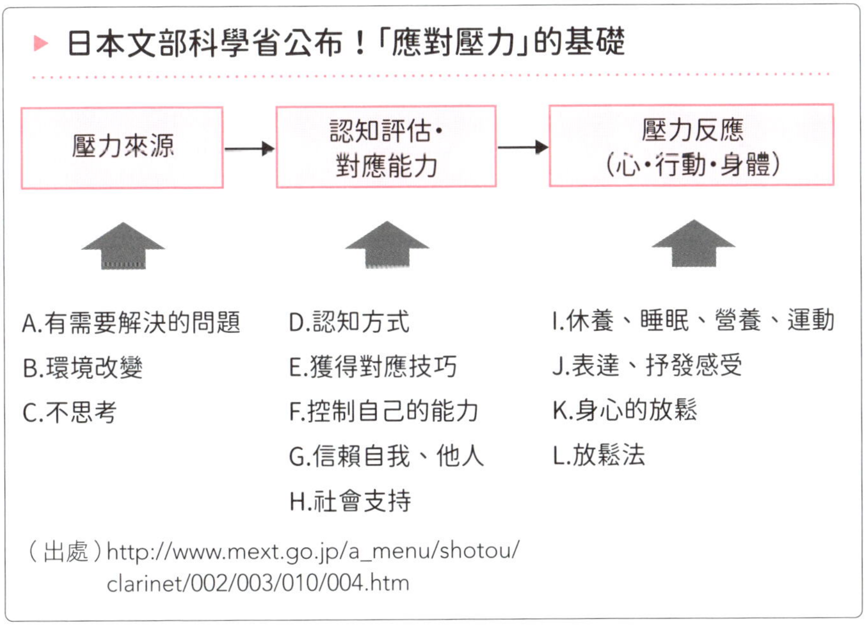

（出處）http://www.mext.go.jp/a_menu/shotou/clarinet/002/003/010/004.htm

池谷式
「轉念法」
4

以「不執著的生活方式」釋放心靈與身體

這個方法就算是已經出了社會的人也適用。大多數會煩惱人際關係的人，通常都會勉強自己應付公司與工作場合認識的人，而為此感到痛苦不已。

其實，**與合不來的對象保持距離、不要勉強自己與對方相處會輕鬆得多**。

由於日本人天生就比較認真，常會鑽牛角尖地認為：「我非得要適應現在的環境不可」、「一定要跟別人融洽相處」，於是很容易會忍耐、勉強自己。

不過，我認為大家**完全沒有必要勉強自己待在「不適合的環境」，甚至搞壞身體、讓最重要的心臟受到傷害**。

公司也一樣。我想，職場生活中一定也有許多霸凌問題、更必須面對上司不講理的職權騷擾。**若要長期面臨這種極度的壓力，我認為「完全沒有必要待在這個環境裡苦苦掙扎」**。

雖然因為苦於過勞與職場壓力而踏上絕路的人與日俱增，不過在讓自己陷入如此絕境之前，還是先**將自己從這種環境中釋放出來會比較好**。

當你拋開原先的環境、**奔向「嶄新的世界後」**，很有可能可以找到「全新的自我」。

即使那個讓你痛苦的環境是家庭也不例外。「非得跟家人住在一起不可」、「一定要跟家人好好相處才行」——這些想法都只是在鑽牛角尖而已，有時候**保持距離才能維持良好的關係**。

遭遇痛苦時，不是只有自己在忍受而已。你的「心臟」也正在拚命忍耐著。

請大家千萬別忘了這一點。

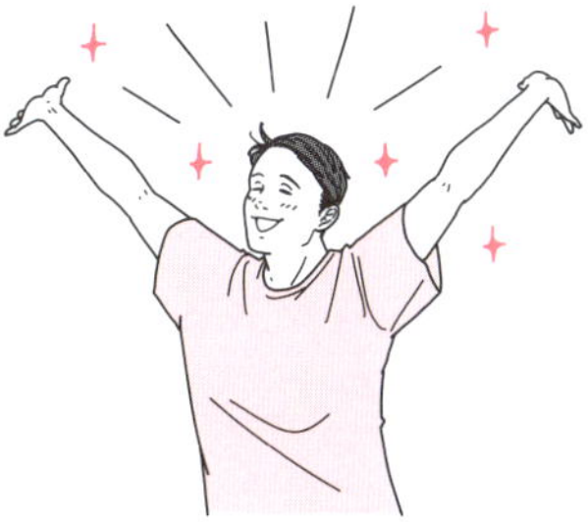

Dr. 池谷畫重點！

30

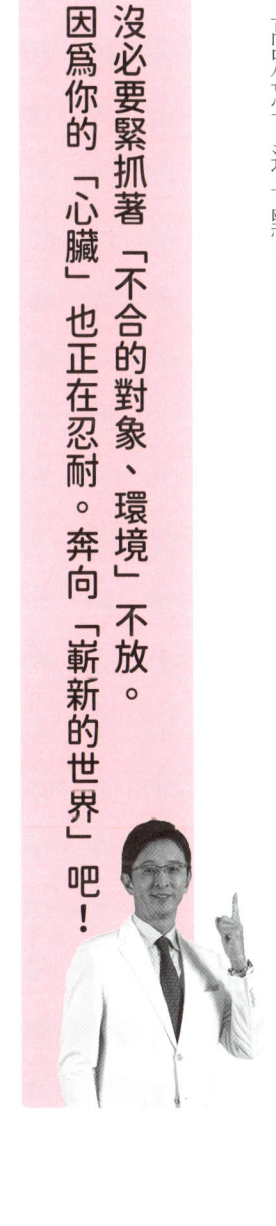

沒必要緊抓著「不合的對象、環境」不放。因爲你的「心臟」也正在忍耐。奔向「嶄新的世界」吧！

特別附錄

有效率地攝取對心臟好的「10大明星成分」！10種超級食物&5種超級飲品

——介紹池谷式「簡易食譜&飲食方式」！

以池谷式超級食物維護「心臟健康」

在最後的特別附錄中，我要以第4章提及的「10大明星成分」為主，也就是「LTP（乳三胜肽）」、「GABA（γ－氨基丁酸）」、「槲皮素」、「EPA（二十碳五烯酸）」、DHA（二十二碳六烯酸）」、「茄紅素」、「蘿蔔硫素」、「膳食纖維」、「葉酸」、「可可多酚」與「紅酒多酚（白藜蘆醇）」，介紹給大家富含優質成分的超級食物、以及這些超級食物的吃法。

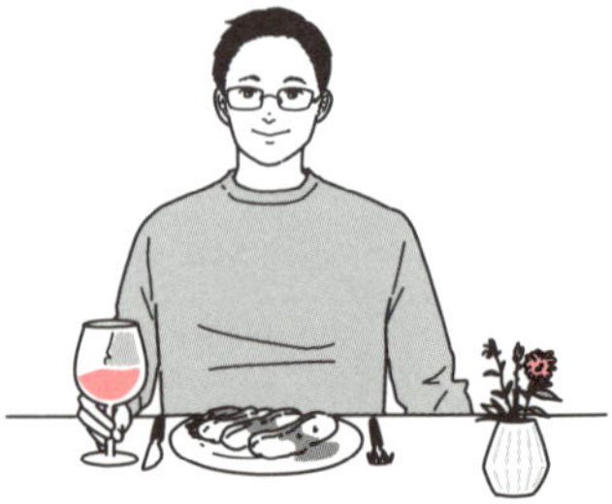

這些不僅都是我平常就經常攝取的食物，烹調方式也都非常簡單，全都是很快就能做好的菜色，請大家務必參考看看。

池谷式
超級食物

1 青花椰苗

＋約為青花菜的20倍成分濃度！

★明星成分 **蘿蔔硫素**

在近年來的研究中已得知，「蘿蔔硫素」可以促進「**脂肪褐變**」（請參考第199頁），並具有**減少內臟脂肪、避免肥胖的功效**。此外，蘿蔔硫素也能改善腸道菌群的紊亂及**代謝症候群**等問題。

青花菜中含有豐富的「蘿蔔硫素」，尤其是青花菜的嫩芽「**青花椰苗**」更是特別豐富。

有些青花椰苗中含有的蘿蔔硫素，**濃度甚至比成熟的青花菜高了約20倍**之多！

池谷流的建議吃法

想要簡便一點，**關鍵就在於要直接生食、不要加熱**。而且加熱後再食用，跟生食的**吸收率截然不同**。

據說最好的吃法是將生的青花椰苗磨碎後再食用，不過其實不用這麼麻煩，只要仔細咬碎吃下肚即可。

我們家真的經常食用青花椰苗。我也會將青花椰苗撒在接下來要介紹的**義式涼拌生魚片**上、或是**放在鋁箔紙烤魚旁**一起享用。

此外，我們家也很常吃青花菜。青花菜不僅熱量低、口感佳，還含有蛋白質，可說是**最適合減重時享用的蔬菜**。

池谷式
超級食物

2

✚烹調方式最重要！

青背魚要做成生魚片&義式涼拌風

★明星成分 EPA DHA

我們已經得知，「EPA」、「DHA」都具有促進**脂肪褐變**的功效。不僅如此，在魚類蛋白質中含有的「麩胺酸」也能發揮抑制脂肪累積的效果。一提到富含「EPA」、「DHA」的食材，就非竹筴魚與鯖魚等「青背魚」莫屬了。

雖然鮪魚、白肉魚中也含有一定程度的「EPA」、「DHA」，不過還是**青背魚當中的含量遙遙領先**。

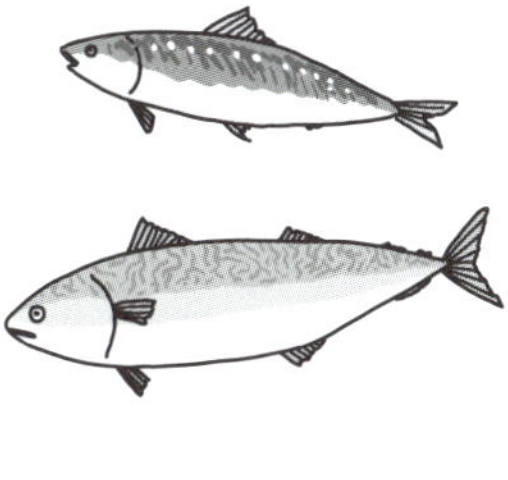

池谷流的建議吃法

享用**青背魚**時，關鍵就在於**烹調方式**。

「EPA」、「DHA」都是很容易流失的營養成分，**一經加熱就很容易迅速流失**。

如果是用**燒烤或水煮的方式，大約會流失兩成、油炸則會流失將近五成**，寶貴的營養就這樣流失真的非常可惜。所以，**享用魚類最好的方式就是「生食」**。

無論是做成日式生魚片或義式涼拌生魚片都不錯。光是切成生魚片蘸醬油很容易吃膩，偶爾也可以做成**義式涼拌風**，換個方式品嚐會更美味。

如果要加熱，我會建議以**「鋁箔紙烤魚」**的方式烹調魚類。因為用鋁箔紙包住魚肉，就能防止含有營養成分的油脂流失。

▶ 依照不同的烹調方式，「EPA」、「DHA」保留率也截然不同！

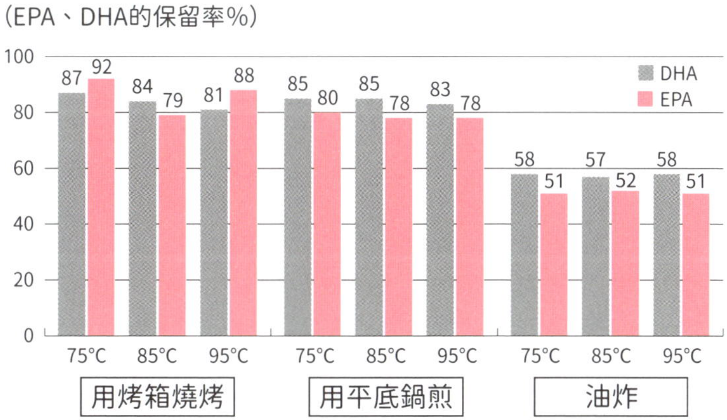

各種烹調方式都是以整條秋刀魚爲樣本，測量秋刀魚中心溫度加熱至75、85、95°C時，對比DHA及EPA在生秋刀魚中的保留率。用烤箱燒烤或用平底鍋煎的秋刀魚，DHA及EPA的保留率都維持在78～92%之間，但油炸後卻只剩51～58%。

（出處）日本脂質營養學會
http://jsln.umin.jp/committee/omega2.html#:~:text

池谷式
超級食物

3

+最強心臟強化食譜！只要10分鐘輕鬆做出料理！

GABA鯖魚料理

★明星成分 GABA EPA DHA 茄紅素 槲皮素

現在**鯖魚罐頭**已經徹底轉型為健康食品了。

我剛開始在電視上介紹鯖魚罐頭時，甚至還讓全日本超市都掀起了鯖魚罐頭熱銷一空的熱潮！

或許會有人擔心：「鯖魚罐頭都已經加熱烹調過了，『EPA』、『DHA』會不會流失了呢？」不過請大家不必擔心。

由於鯖魚罐頭的製造過程是將生的鯖魚放進罐頭、蓋上封蓋後才加熱，因此「EPA」、「DHA」**都獲得完整保留**，並沒有流失。

池谷流的建議吃法

正因為如此，我建議大家千萬不要將鯖魚罐頭的湯汁丟棄，一定要連同湯汁一起享用。

我最推薦的作法是「GABA鯖魚料理」。

只要利用類似「可果美番茄糊」之類的罐頭，加上具備抗氧化作用的青花菜，以及整罐鯖魚罐頭倒入鍋中，燉煮10分鐘左右即可。

這道料理一次就能吸收到青花菜的「GABA」、鯖魚的「EPA」、「DHA」以及番茄的「茄紅素」，可說是「最強的強化心臟料理」！

如果不方便烹調，當然也可以直接吃鯖魚罐頭就好。

如果要直接吃鯖魚罐頭，我會建議加上切絲的洋蔥，便能同時攝取到「槲皮素」了。

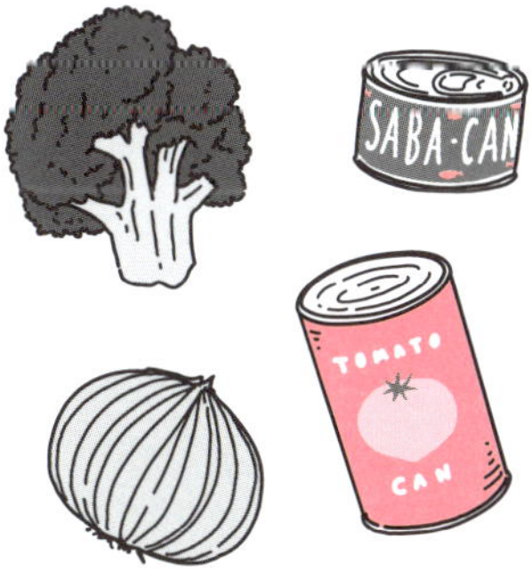

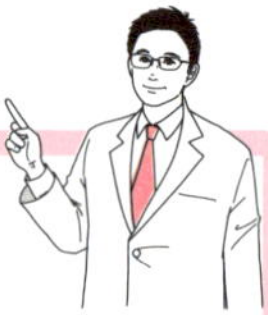

Dr. 池谷
的重點建議

花點心思呈現豪華餐桌！「對心臟好」的魚類吃法

我們家平時就經常吃魚。

我最常買的是**整塊的生食級生魚**。

很多人會問我：「池谷醫師也會去超市買菜嗎？」其實我常受妻子之託，頻繁出沒在診所附近的超市。每到傍晚，超市裡整塊的生魚就會打折降價，我總是鎖定打折的生魚購入。

買回家的**第一天**，我會做成**「日式生魚片」**或**「義式涼拌生魚片」**享用。

只要在生魚片淋上巴薩米克醋、橄欖油及鹽，就能輕鬆享用義式涼拌生魚片。

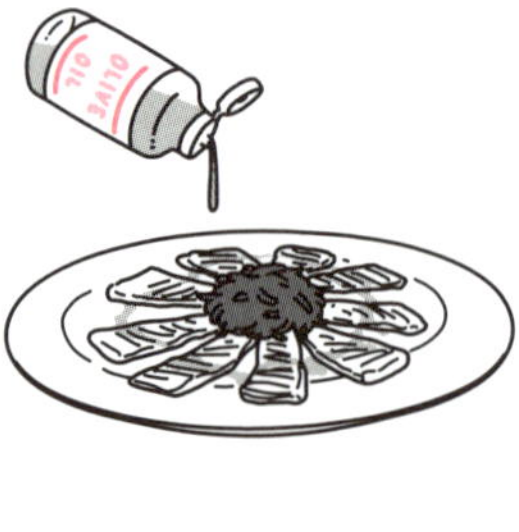

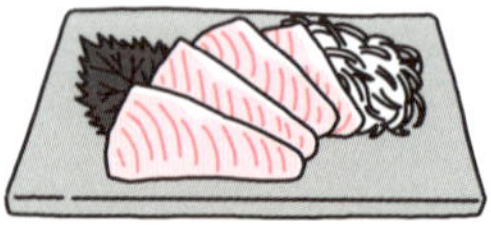

最近市面上也有販售義式涼拌生魚片專用的醬汁，或是只要再加入橄欖油即可的綜合乾燥香料粉，平常多利用這些調味料應該也是不錯的選擇。若能在生魚片上**加入青花椰苗與洋蔥絲，便能同時攝取到「蘿蔔硫素」與「槲皮素」，更是一舉兩得**！

到了隔天，我則會將剩下的生魚做成「**鋁箔紙烤魚**」。只要稍微撒點胡椒鹽，再淋上橄欖油，包覆鋁箔紙蒸烤後，最後搭配柑橘醋醬一起享用即可。

如果是做成「鋁箔紙烤魚」，我常會加入**菇類**。

因為**菇類具有降低血糖的功效，建議大家多多食用**。

尤其是**舞菇當中含有「α－葡聚醣」、「β－葡聚醣」，可發揮提升免疫力的功效**，更是可以積極攝取的食材。

池谷式
超級食物

4

糯麥

明星成分
膳食纖維

雖是澱粉卻具備均衡營養的優異健康食品！

「糯麥」是大麥的一種，含有均衡的「鈣」、「鐵」、「鉀」、「維生素B_1」、「蛋白質」，可說是非常健康的食材。

不僅如此，糯麥還含有**極豐富的**「膳食纖維」，含量竟是白米的25倍之多。

糯麥中含有的膳食纖維是名為「β－**葡聚醣**」的水溶性膳食纖維，可**抑制醣類吸收，避免用餐後血糖上升**。

而且糯麥**進入腸道後，還能受到好菌的影響而發酵**，產生「**短鏈脂肪酸**」。

所謂的「短鏈脂肪酸」就是「丁酸」、「丙酸」、「醋酸」等的「**有機酸**」。

其中「**丁酸**」**是腸道上皮細胞最重要的能量來源，還具有抗發炎功效，能在體內發揮優異的生理效果**。

糯麥的口感相當彈牙、又富有飽足感，**熱量只有白米的二分之一**，建議大家多多食用。

池谷流的建議吃法

糯麥的食用方式非常簡單，只要**混合在白米中一起炊煮**即可。糯麥的分量可隨個人喜好調整，一開始可以用一杯白米配上50克糯麥，**習慣糯麥的口感後，則可以將白米及糯麥採一比一的比例烹煮**。

我偶爾也會直接食用市售的**「蒸糯麥」**。不需要將糯麥煮到百分之百全熟，只要打開包裝就可以直接享用，非常方便。可將蒸糯麥直接加進湯裡，就是「糯麥湯」；在享用咖哩時也可以用蒸糯麥取代白飯使用。此外也可以**加入優格**、或**撒在沙拉上**作為點綴也不錯。

糯麥具有粒粒分明的口感，只要吃這種**「口感紮實的食材」，即使少量也能帶來充分的飽足感，在減重時多攝取糯麥會很有幫助！**

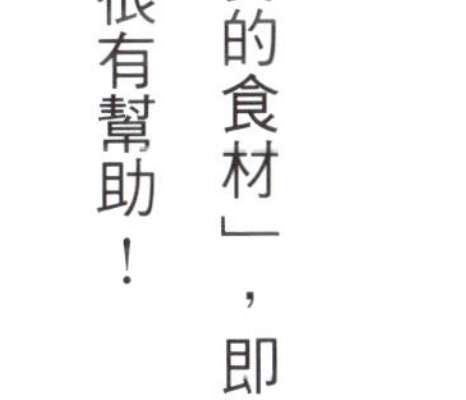

池谷式
超級食物

5

香蕉巧克力

不只是美味而已，更是有道理的絕佳搭檔！

★明星成分　GABA　可可多酚

「香蕉」與「巧克力」都是「GABA」含量相當豐富的食材。

大家或許本來就知道巧克力中含有「GABA」，不過香蕉裡也含有GABA則是最近才得知的消息。

所以，將這兩種食材組合在一起的**「香蕉巧克力」不僅能讓人攝取到雙倍的「GABA」，還能同時攝取「可可多酚」**，實在是對「心臟健康」非常有益的甜點呢！

池谷流的建議吃法

巧克力請盡量選擇**糖分含量低、可可含量高的「黑巧克力」**。

也許有些人「不太敢吃黑巧克力」。其實我們家也一樣，若是收到綜合巧克力禮盒，最後總剩下可可含量較高的巧克力。

不過，若是將**黑巧克力溶化後淋在香蕉上，黑巧克力的苦味就會神奇地融合香蕉的甜味，變得非常美味**。

雖然巧克力及香蕉都是熱量有點高的食材，不過與其吃餅乾零食、甜麵包當作點心，香蕉巧克力還是好得多了。而且香蕉的口感紮實，能帶來充分的飽足感，將巧克力淋在香蕉上享用，也能順便**預防巧克力攝取過量**。

此外，這道點心還能發揮**抗壓功效**，很適合在工作空檔時享用。

若是在減重期間，可在**比較不易發胖的下午2點左右吃這道點心**會比較好（請參考第103頁）。

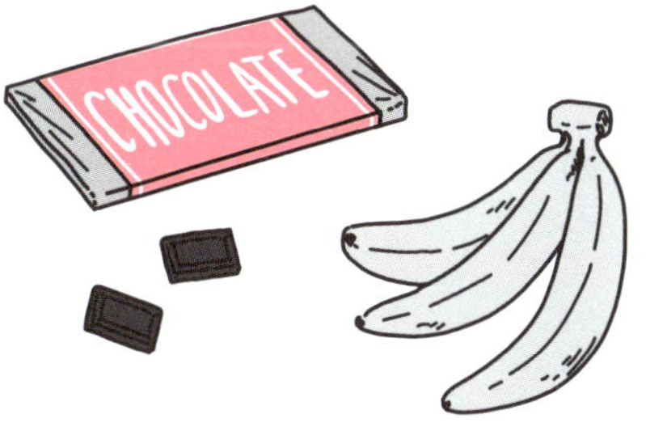

池谷式
超級食物

6

「對心臟好的食材」意外的組合令人眼睛一亮！

起司味噌湯

★明星成分 LTP

「LTP」能使血管常保年輕，而藍紋起司就是富含LTP的食材之一。藍紋起司就是用青黴菌發酵製成的起司。

用青黴菌發酵製成的起司有「戈貢佐拉起司」、「羅克福起司」、「斯蒂爾頓起司」等，其中「戈貢佐拉起司」算是比較沒有異味、大眾接受度比較高的起司。

如果是不敢吃藍紋起司的人，「高達起司」也是不錯的選擇。

池谷流的建議吃法

我建議大家在享用味噌湯時，可加入10克的高達起司一起享用。

由於味噌湯與高達起司都屬於發酵食品，其中能攝取到各種抗氧化物質、以及有益健康

的營養素。其實，味噌中所使用的米麴也含有少許的「LTP」。

由於「LTP」一旦加熱過度就很容易受到破壞，因此**訣竅就在於最後才加入起司**。

大家或許會懷疑：「味噌湯適合加起司嗎？」但請大家一定要試試，味噌湯加入起司的風味非常協調，只要試過一定會大為驚豔。

不過，加入起司後會使鹽分含量變多，因此在烹煮味噌湯時記得少放一點味噌。

因為**起司本身就帶有濃郁的風味，味噌湯本身即使調味較淡，品嚐起來也一樣美味**。

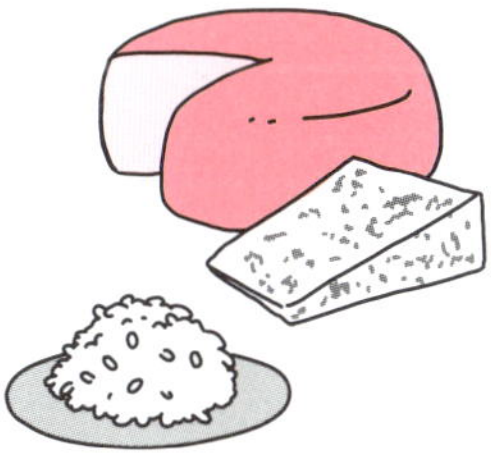

池谷式
超級食物

7 蒸黃豆

兼備減重效果的健康食材代表！

★明星成分 **膳食纖維**

「黃豆」中不僅具備「**膳食纖維**」，更含有「**寡糖**」。「**寡糖**」跟「**膳食纖維**」一樣是**腸道內好菌的食物**。

因此只要攝取黃豆，就能藉由寡糖與膳食纖維**發揮雙重功效，保養腸道環境**。而且畢竟是黃豆，當然也能同時攝取到蛋白質。

「**蒸黃豆**」是我非常喜歡的「黃豆食品」之一，已經算是我家餐桌上**不可或缺的必備食材**了。平常要自己煮黃豆並不是一件輕鬆的事，不過，只要利用市售的蒸黃豆，打開包裝就可以立即食用。而且，**用蒸的方式烹調黃豆就能避免營養流失，鬆軟的口感也非常美味**。雖然也可以用水煮，不過相較之下營養就會流失在水中，這點比較可惜。

此外，「**蒸黃豆**」最大的好處就是**低醣**，卻能帶來**滿滿飽足感**。

池谷流的建議吃法

可將蒸黃豆**加入白飯**中，便能減少整體含醣量，也可以**倒進優格或沙拉**中作為點綴。此外，**我最推薦的吃法就是將蒸黃豆加入湯品**之中。

最近超商都有販售各式各樣的即食湯品，但若要將湯品當作一道菜，還是不免會讓人感到有點空虛。若能在湯品中加入蒸黃豆，就能一次攝取到膳食纖維、蛋白質、維生素、礦物質，甚至還能攝取到對骨骼健康很有幫助的「異黃酮」，**加強整體的營養價值**。

再加上黃豆是需要咀嚼的食材，加入湯品中便能拉長用餐時間，不僅能**減少飢餓感，還能維持飽足感**。

對我而言，**「加入蒸黃豆的即食湯品」就是「最好的點心」**了！

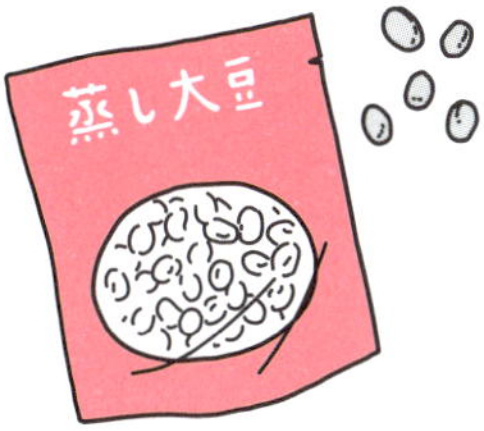

池谷式
超級食物

8

植物肉

★明星成分 膳食纖維

✚根本就像真正的肉一樣美味！

「**植物肉**」可說是現在最受矚目的食品。所謂的植物肉就是**用黃豆製作而成的肉類替代品，比起一般肉類，植物肉的脂質、熱量都比較低**，也能在減重期間發揮亮眼的功效。

不僅如此，肉類中含有的動物性脂肪會使腸道內的壞菌增加，但植物肉卻沒有這個缺點，用植物肉取代肉類甚至還可能**改善腸內環境**。

雖然植物肉原本是肉類的替代品，但**最近推出的植物肉美味得令人驚豔，根本區分不出植物肉與真正的肉有何差異**。甚至連肉類特有的纖維都模仿得唯妙唯肖，口感絕佳。

在歐美，以黃豆為主原料製成的「**植物肉**」極為風行，客群急速擴大，超市裡也陳列著各式各樣的相關產品。相信不久後植物肉在日本也會越來越受歡迎。

池谷流的建議吃法

植物肉有分為需要泡水還原的「**乾燥植物肉**」、可直接使用的「**調理包植物肉**」等等，**只要用跟平常烹調肉類一樣的方式烹調植物肉**即可。

最近也有許多店家有販售以植物肉做成的漢堡肉及火腿肉等，選擇非常多元。

我個人從很久以前就很重視植物肉，還曾出版過一本《吃得飽足卻能減少內臟脂肪的植物肉瘦身法》（暫譯），有興趣的人不妨參考看看。

池谷式
超級食物

9

＋富含現代人容易缺乏的營養素

黃豆脆片、豆渣粉

★明星成分

膳食纖維

葉酸

提到黃豆食品，我也很推薦大家試試「**黃豆脆片**」與「**豆渣粉**」。不同於一般的玉米脆片，「**黃豆脆片**」是用黃豆做成片狀的早餐穀片；「**豆渣粉**」則是將製作豆腐時會產生的「豆渣」磨成粉狀。這兩者不僅都**含有非常豐富的「膳食纖維」，而且還有「維生素K」、「鐵」、「葉酸」、「鈣」等，能讓人充分攝取到平時容易缺乏的營養素**。

池谷流的建議吃法

「黃豆脆片」就像是一般的玉米脆片一樣，可以直接倒入牛奶或豆漿，或加進優格中混合攪拌，便能**輕易攝取到黃豆的營養**，我個人非常喜歡。

「豆渣粉」則可以**加進優格、湯品或咖哩等，只要隨手倒進去再攪拌一下**即可。豆渣粉完全沒有任何異味，無論搭配任何食物都很合適，還能帶來滿滿飽足感。

池谷式
超級食物

10

+ 這就是最強的「葉酸食物」

酪梨海苔捲

★明星成分 葉酸 膳食纖維

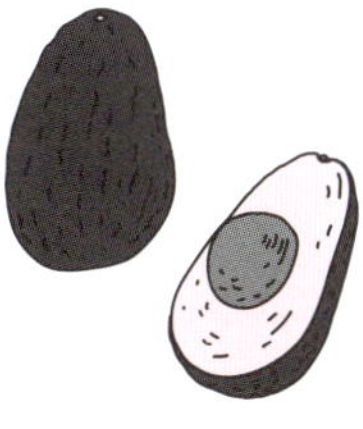

「**酪梨**」不只含有能保護心臟的明星成分「**葉酸**」，還富含「**維生素B**」、「**維生素E**」、「**維生素K**」、「**礦物質**」、「**鉀**」、「**膳食纖維**」等，可說是**集結了各種營養素的超級食物**，非常有益健康。

池谷流的建議吃法

我會利用叉子稍微將酪梨壓碎，撒一點胡椒鹽，再加入少許檸檬汁攪拌後，將酪梨泥捲入烤海苔中享用。將這道酪梨海苔捲**當作下酒菜**真是至高無上的享受！

由於**酪梨及海苔都含有相當豐富的「葉酸」**，我認為將這道配菜譽為「最強葉酸美食」也一點都不為過。

池谷式超級飲品

1

咖啡

只要聰明品嚐就能維護「心臟健康」

攝取咖啡因！

最後，我還要介紹5種**「對心臟很好的超級飲品」**。

首先，我要推薦的就是大家最熟悉的「咖啡」了。

似乎還有很多人都不太清楚，其實**「咖啡能降低心血管疾病風險」**的研究結果已經在全世界各地都時有所聞。

例如在歐洲心臟病學會（ESC）的調查中就顯示，**比起完全不喝咖啡的人，一天喝0.5～3杯咖啡的人因心肌梗塞及腦中風引起的死亡風險約低了17%**。而在日本所做的調查中，**則發現一天喝3～4杯咖啡的人，男性罹患第二型糖尿病的風險低了約17%、女性則低了約38%**。

不僅如此，咖啡中含有的**咖啡因據說能促進有「幸福荷爾蒙」之稱的多巴胺及血清素分**

泌。而且，咖啡還含有**具抗氧化功效的「綠原酸」（一種多酚），因此也能發揮令血管常保年輕**的作用。

應該會有人產生疑問：「咖啡因不會讓交感神經變得緊繃嗎？」咖啡的確會刺激交感神經，不過卻**不會對末梢血管的血流造成太大影響**。尤其是**飲用熱咖啡時，還能使血管擴張放鬆，反而可以帶給血壓良性的影響**。

雖然喝咖啡後心跳會稍微變快，不過考量到上述**促進血流及放鬆效果，心跳數上升也算是好處之一**。

只不過如果是對咖啡因比較敏感的人，喝了咖啡若會感到心悸或身體不舒服，則請不要勉強自己喝咖啡。

池谷流的建議喝法

以整體飲用量而言，據說**一天可以喝2～4杯咖啡**。一天要是喝到5杯以上，就會攝取到太多咖啡因，反而會帶來壞處。

我個人非常喜歡喝咖啡，**一天會喝3～4杯**黑咖啡。不過，最近要是在傍晚喝了咖啡，晚上就會難以入眠。**考量到睡眠品質，過了下午三點之後就不適合再繼續喝咖啡了**（請參考第132頁）。

除了咖啡之外，紅茶與綠茶也都是不錯的選擇。尤其是綠茶中含有「兒茶素」，也許還能預防癌症喔！

池谷式
超級飲品

2

香蕉咖啡奶昔

✚ 意外地好喝！還能攝取到香蕉的「GABA」！

★ 明星成分 GABA

除了一般的咖啡之外，其實咖啡還可以衍伸出比較有趣的喝法，那就是「香蕉咖啡奶昔」，只要將香蕉、咖啡與牛奶等打成奶昔就能完成。

雖然乍看之下可能會讓人有點難想像究竟是什麼味道，不過**喝了之後就會發現出乎意外地美味**。

這道飲品還能讓人攝取到香蕉的「GABA」，非常推薦給大家。

池谷流的建議食譜

〈香蕉咖啡奶昔〉

將一香蕉、2克即溶咖啡（1茶匙左右）、½杯牛奶或豆漿倒入食物攪拌機，打成滑順的奶昔狀即完成。

＊喜歡有點甜味的人，可以加入適量的蜂蜜。冬季享用熱奶昔、夏季就喝冰奶昔！

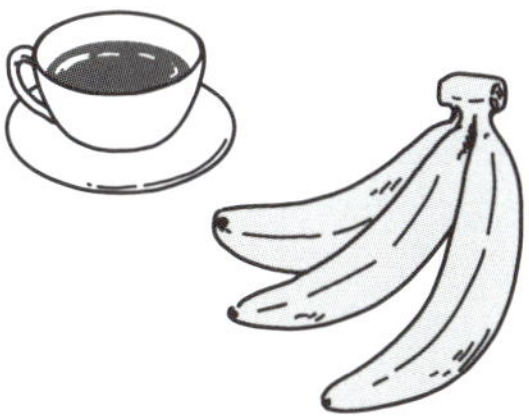

池谷式
超級飲品

3

熱番茄湯

富含茄紅素！這就是「魔法飲品」！

★明星成分

GABA

茄紅素

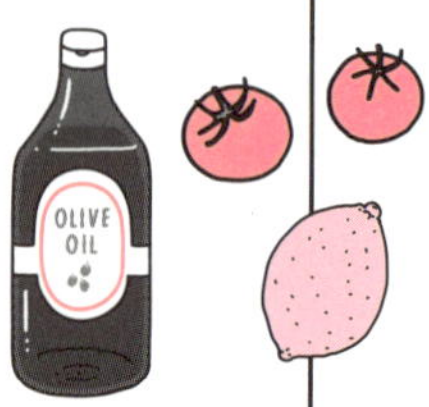

「茄紅素」不僅具備抗氧化功效，還能預防生活習慣病，因此希望大家每天都要多多攝取「番茄」。平時可以直接將番茄加入沙拉，或做成番茄湯都不錯。

若能將番茄加進先前提到的「青背魚」料理中，便能發揮「GABA＋茄紅素」**的雙重功效，化身為「對心臟更好的健康飲食」**。

此外，**直接喝番茄汁**也是一種「輕鬆攝取番茄的方式」，不過到了寒冷的冬季，則可以將番茄汁加熱，再加入檸檬汁、頂級初榨橄欖油，做成**「熱番茄湯」**享用也不錯。

我也建議將番茄汁與甘酒採二比一的比例倒入杯中，放進微波爐加熱，就成了「溫番茄甘酒」。每到冬天，我自己也經常將溫番茄甘酒當作早餐享用。

池谷式
超級飲品

4

山藥青汁、青汁牛奶

不僅延年益壽，還能預防飲食過量！

★明星成分 膳食纖維 葉酸

青汁中含有豐富的「維生素」、「礦物質」、「膳食纖維」，可說是非常優秀的飲品，而我建議**在青汁中加入山藥會更好**。

我們現在已經得知，山藥不僅可以**增加腸道內的好菌，甚至還可能擊退流感病毒**，「膳食纖維」的含量當然也相當豐富。

利用**「青汁＋山藥」，促進健康的功效也更上一層樓**。

此外，在青汁中加入牛奶也是不錯的選擇。

因為牛奶含有蛋白質，除了能作為肌肉的原料之外，還能發揮**維持血液中水分的效果，讓人不至於中暑、脫水，可有效預防血栓**。而且我們現在也已經得知，**牛奶中的蛋白質能預防高血壓**，攝取牛奶可說是好處多多。

池谷流的建議食譜

〈蜂蜜青汁牛奶〉

將一整包青汁粉倒入杯中，加入少量的牛奶，用湯匙均勻攪拌。接著再倒入1杯牛奶，繼續混合攪拌，最後可依個人喜好加入用少量熱水融化的1小匙蜂蜜。也可以用豆漿或優酪乳取代牛奶！

青汁粉請選擇容易溶解於牛奶的種類。

雖然任何時刻都可以喝青汁牛奶，不過在空腹時飲用能帶來充分的飽足感，可以緩和空腹帶來的不適。

此外，當午餐需要外食、或聚餐之前，也可以先喝一杯青汁牛奶，便能**預防飲食過量**，建議大家試試看！

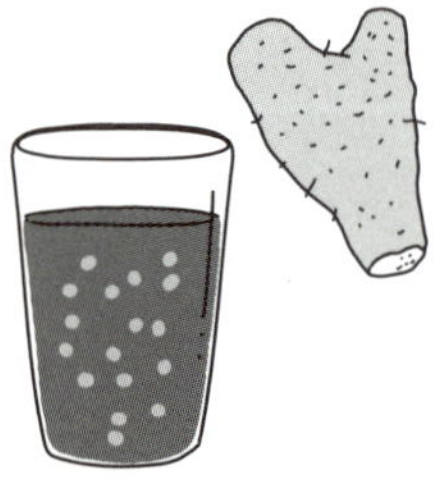

池谷式
超級飲品

5

肉桂可可

＋預防高血糖，同時促進「瘦體素」分泌！

★明星成分

可可多酚
膳食纖維
GABA

可可及肉桂當中都含有一種名為「原花青素」的多酚。

「原花青素」可以促進小腸分泌出被稱為瘦體素的「GLP－1」。

「GLP－1」不僅**可以促進胰臟分泌胰島素、預防高血糖，**還能在腦部下視丘發揮作用，幫助抑制食慾，因此也能有效**預防肥胖**。甚至還可以使血管擴張，**達到降低血壓的功效**。

另一方面，可可當中也含有「膳食纖維」及「GABA」，**可改善腸道環境、同時穩定自律神經，為了預防心臟病，建議大家每天都可飲用肉桂可可**。

池谷流的建議食譜

〈肉桂可可〉

將1大匙可可粉與1大匙砂糖倒入小鍋中，加入少量熱水，用湯匙混合攪拌。接著再加入½小匙肉桂粉，緩緩混合攪拌後，加入1杯牛奶。

開中火，在即將沸騰時熄火，將肉桂可可倒入事先加熱過的杯子。

放入一顆棉花糖，再撒上少許肉桂粉即完成。

在我還是學生時，經常去一間喜歡的咖啡廳享用一杯飄著棉花糖的熱肉桂可可。感到有點餓的時候，與其亂塞一些甜點零食，不如慢慢享用一杯香濃的超級飲品吧！

到了夏天則建議**將肉桂可可放入冰箱冷藏**，便能隨時享用冰涼的飲品囉！

結語

面對血管危機，沒人可以置身事外

這是在本書即將付梓之前發生的事。

我診所中的病患家屬及附近鄰居，一週內就有8個人急性心臟衰竭發作。遺憾的是，8人之中就有7人因此殞命。其中4人是「心肌梗塞」、3人是「主動脈剝離」。

主動脈剝離指的是負責將血液從心臟輸送到全身的主動脈破裂，若發生在心臟周圍非常危險。因為這會引起「心包填塞」，也就是**包圍心臟的雙層膜囊與肌肉之間累積大量血液，對心臟造成非常強烈的壓迫，導致血壓降低甚至可能猝死**。

儘管如此，**在如此短暫的時間內就有這麼多人發生急性心臟衰竭**，就連在我的診所裡也**是前所未見的情況**。

唯一可以想到的原因，可能是十年一次的寒流所引起。我的診所即使位於東京的西側，這陣子也非常寒冷。

而且最不可思議的是，**這8名患者全部都是女性**。大家全都是70幾歲，在發作之前都過著充滿活力的生活。

仔細一想，很多女性都會在一大清早就起床，踏進寒冷的房間裡開始做起早餐或洗衣等家事。**這8名患者急性心臟衰竭發作的時間點全都是早晨**。

就如同本書所述，**若是讓身體在寒冷的地方突然開始活動，就會使血壓急速上升，對心臟造成過度的負荷，終將引發不幸的心血管意外**。

或許有些人會覺得：「明明已經開開心心地讀完了這本書，最後才不想看到這種悲傷的事呢！」

不過，大家**千萬不要認為這些意外與自己無關**。

這些心血管意外乍看之下是因為寒流造成的熱休克所引起，但追根究柢來看，還是因為**血壓急速上升所致**。

引發意外的真正原因，其實是「生活習慣」。

這幾年的新冠疫情，使得「會引起動脈硬化的生活習慣」定型於生活之中，只要一面臨**急遽的溫差等情形時，就很可能誘發心臟衰竭發作。**

面對**如此的心血管危機，每個人都不能置身事外。**

如同我在「序言」中提到，在重啟社交生活、與新冠肺炎共存的現在，大家參與休閒活動與運動的機會也越來越多。

若是在從事活動時**心跳與血壓突然急速上升，使心臟受到損傷，等到真的發生可怕的心血管意外就太遲了。**

因此，請大家務必要**從今天、現在就立刻開始實踐本書中提到的方法，一起維護「心臟健康」**。一定要為自己最寶貴的心臟多著想才行。

在現今這個人人都能活到百歲的時代，我衷心期盼閱讀過本書的各位都能保持「心臟健康」，度過充實精彩的每一天。

池谷醫院院長　醫學博士　**池谷敏郎**

悅讀健康系列HD3197

耐用百年好心臟

名醫教您逆轉高血壓、心血管疾病的健康生活

作　　者／池谷敏郎
譯　　者／林慧雯
選　　書／梁瀞文
企劃編輯／梁瀞文

行銷經理／王維君
業務經理／羅越華
總 編 輯／林小鈴
發 行 人／何飛鵬
出　　版／原水文化
台北市南港區昆陽街 16 號 4 樓
電話：（02）2500-7008　傳真：（02）2502-7676
E-mail：H2O@cite.com.tw 部落格：http://citeh2o.pixnet.net/blog/
發　　行／英屬蓋曼群島商家庭傳媒股份有限公司城邦分公司
台北市南港區昆陽街 16 號 5 樓
書虫客服服務專線：02-25007718；25007719
24 小時傳真專線：02-25001990；25001991
服務時間：週一至週五上午 09:30 ～ 12:00；下午 13:30 ～ 17:00
讀者服務信箱：service@readingclub.com.tw
劃撥帳號／ 19863813；戶名：書虫股份有限公司
香港發行／城邦（香港）出版集團有限公司
地址：香港九龍土瓜灣土瓜灣道 86 號順聯工業大廈 6 樓 A 室
電話：(852)2508-6231　傳真：(852)2578-9337
電郵：hkcite@biznetvigator.com
馬新發行／城邦（馬新）出版集團
41, Jalan Radin Anum, Bandar Baru Sri Petaling,

國家圖書館出版品預行編目 (CIP) 資料

100 歲心臟養成術 : 年過 60 血管年齡 30 歲名醫 , 教您告別高血壓、心血管疾病的健康生活指南 / 池谷敏郎著 ; 林慧雯譯 . -- 初版 . -- 臺北市 : 原水文化出版 : 英屬蓋曼群島商家庭傳媒股份有限公司城邦分公司發行 , 2025.06
面 ;　公分 . -- (悅讀健康系列 ; HD3197)
ISBN 978-626-7521-72-4(平裝)

1.CST: 心臟病 2.CST: 心血管疾病 3.CST: 保健常識

415.31　　114007180

美術設計／李京蓉
製版印刷／卡樂彩色製版印刷有限公司
初　　版／ 2025 年 6 月 19 日
定　　價／ 460 元

ISBN: 978-626-7521-72-4 (平裝)
978-626-7521-75-5 (EPUB)

60SAI WO SUGITEMO KEKKAN NENREI 30SAI NO MEIIGA OSHIERU "100NEN SINZO" NO TSUKURIKATA by Toshiro Iketani